U0002387

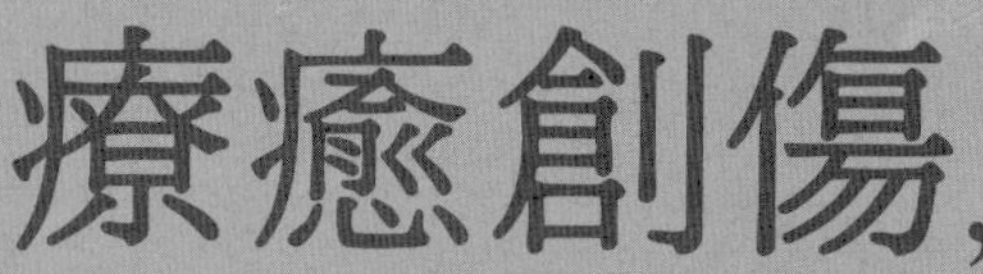

多重迷走神經的心理治療與應用

我如何是我

Deb Dana
黛比・黛娜——著
陳中偉——譯

THE POLYVAGAL THEORY IN THERAPY

ENGAGING THE RHYTHM OF REGULATION

推薦序

認識多重迷走神經，理解愛、連結、與生活

——留佩萱（美國諮商教育與督導博士、美國執業諮商師）

加拿大醫師蓋博・馬特（Gabor Maté）曾經說過：創傷不只是發生了什麼事件，還有事件發生時，你的內在、身體發生了什麼事情。

我猜想，我們許多人對於創傷事件並不陌生、也或許經歷過——童年時期經常被羞辱、被打、被疏忽、經歷性侵害與性騷擾、覺得不被愛、沒有人理解你、在學校被霸凌排擠、父母親長期爭吵、家暴……等等，我們可以列出各種類的創傷事件，而這些創傷事件不只在大腦回憶中，也依舊被儲存在我們的身體裡。

《療癒創傷，我如何是我：多重迷走神經的心理治療與應用》就是一本幫助我們開始慢慢認識自己身體的指南——那些過去發生在我們身上的事件，讓我們的身體神經系統發生什麼事情？

我們每一個人的身體都充滿智慧，每個當下，我們的身體都在偵測周遭環境是安全還是危險，而這樣的偵測能力稱為「神經覺」（Neuroception）。當神經覺感到安全時，我們就能處在平穩、能夠思考與調節身心的狀態；而當神經覺感受到有威脅和危險時，我們就會進到防衛機制，像是戰或逃，或是凍結狀態。而神經覺這樣的偵測

能力是潛意識的、並不是經過大腦思考後才決定的，因為對於神經系統來說，行為的道德對錯不重要，存活才是最重要的。

而若你童年時期經歷許多創傷，這些經歷讓你的身體被訓練成防衛大師——你的神經系統習慣進到戰或逃、或是凍結狀態，因為這是過去的你為了存活所需要的。而現在你已經成年，但身體持續習慣立刻掉入防衛機制，讓你常常用戰或逃或凍結狀態來面對事情。

若你意識到自己的神經系統很習慣進到防衛狀態，我想告訴你，你的身體一點問題都沒有！這是身體的智慧，為了要保護你所建立的模板。而我們都有能力做改變，可以開始認識這些忠心耿耿的神經系統、和他們做朋友、開始慢慢練習調節身心，而《療癒創傷，我如何是我：多重迷走神經的心理治療與應用》就是可以幫助我們重新和身體做朋友的書。這本書也是我這幾年在諮商研究所教「創傷治療」課程時所用的教科書，雖然這是一本寫給心理治療師的書，我覺得這是一本每個人都適合閱讀的書。

或許有些人會對於理解神經系統感到焦慮、覺得很複雜，而作者黛比・黛娜（Deb Dana）有著神奇的寫作能力，能夠把複雜的多重迷走神經理論用簡單易懂的方式寫出來，讓每個人都能讀懂。而我現在也理解到，原來了解神經系統，就是理解身為人類，我們如何生存、如何復原、如何去愛與連結。

黛比・黛娜（Deb Dana）在書中寫到，她的人生劃分成認識多重迷走神經「之前」與「之後」，而在我自己身上、以及諮商個案和課堂中的學生們身上，我也看到類似的反應與感受——在理解多重迷走神經之後，一切都不一樣了，因為我們會開始用完全不一樣的眼光看待生活、理解自己與他人。

所以邀請你，一起來理解多重迷走神經，重新和身體做朋友。

前言

自從多重迷走神經理論在一九九四年問世，我就一直試圖在臨床上拓展該理論的應用，這使我從原本專注於實驗上的概念與結構，轉而將精神投注在臨床上的創新，以增強與優化人類的經驗。最初，該理論的解釋能協助治療師重塑個案應對創傷時的反應，而個案得以理解這種反應具有幫助他們適應的功能。當有遠見和熱情的治療師將多重迷走神經理論的基本原理告訴創傷後的個案，他們就會開始重塑經驗，個人敘事也會從受害者轉變成為自己感到光榮。多重迷走神經理論具有實驗基礎，並逐一破解了精神紊亂的神經生物學機制，現今通過本書作者黛比・黛娜與其他治療師的遠見，多重迷走神經理論的臨床治療也已然成形。

將多重迷走神經理論從實驗轉到臨床的過程，始於一九九四年十月八日的亞特蘭大，那時我正在生理心理研究會（Society for Psychophysiological Research）致詞，同時揭露了該理論的面紗。幾個月後，它就登上了研究會的期刊——《生理心理學》（*Psychophysiology*，佩奇）而廣為流傳，文章名為〈在防衛的世界中尋找方向：我們進化遺產的哺乳動物修改。多重迷走神經理論〉（*Orienting in a Defenseive World: Mammalian Modifications of Our Evolutionary Heritage.A Polyvagal Theory*）。文章的標題，是為了不著痕跡地將理論的數個特色放入其中，以強調在充滿敵意的環境中，哺乳動物存活的關鍵在於能否調節安全與信任的能力，而安全與信任的能力則是支撐共同合作的行為與健康的條件。

一九九四年時，我完全沒有考慮到臨床醫師可能接受多重迷走神經理論。我並沒有參與到和創傷經驗有關且極為重要的研究中，身為科學家而非臨床治療師，我的興趣專注在理解自律神經系統如何影響心理狀態、行為模式與生理現象。我對臨床的興趣僅限於婦產科和新生兒科，也就是在控管生產的風險和新生兒上。身為學術研究者，我的興趣則是研究機制。在我對自主功能實際應用最為樂觀的想像中，我認為我的研究成果會發展成新穎的觀點。在九〇年代早期，我對情緒、社會行為並不感興趣，甚至不關切社交互動對健康和自主調節系統的重要性。我幾乎不認為我的研究會導向介入的策略。

二〇一一年，由諾頓出版社（Norton）出版的書總結了各種訪問臨床治療師的研究，書名為《多重迷走神經理論：情緒、依附關係、溝通和自我調節的神經生理學基礎》（暫譯，*The Polyvagal Theory:Neurophysiological Foundations of Emotions,Attachment,Communication,and Self-Regulation*），此次的出版讓臨床治療師得以運用多重迷走神經理論，這個理論終於不再只收錄於大學或研究機構的數位圖書館裡，也激起了臨床工作者們，尤其是創傷學者極大的興趣。這個理論最主要的影響是為經創傷後的個案所描述的經歷提供一個合理的神經生理學解釋，而這正是我沒有參與到的部分。對於這些個案而言，這個理論提供了一個方法，讓他們理解在經歷了生命威脅後，他們的神經反應要如何被調整為防衛傾向，並失去恢復到安全狀態的能力。

這增進了在臨床會議上談論多重迷走神經理論的普及度，與開設給臨床治療師的多重迷走神經理論工作坊的參與度。在過去幾年內的許多不同臨床領域中，多重迷走神經理論的普及度都越來越高，臨床工作者對這個理論的接受程度讓我發現了自己知識的侷限。雖然我可以與臨床治療師談論並用這個理論來解構他們的臨床工作，但我並非治療師。我受限於如何將理論與診斷、治療和結果做出連結。

在這段期間，我遇到了黛比・黛娜。黛比是位才華洋溢的治療師，她不僅對創傷具有清晰的遠見，也亟欲將多重迷走神經理論融入臨床治療中。對黛比而言，多重迷走神經理論提供了除自己感覺外的第二種身體語言，使她能透過直覺與個案建立密切關係，也讓她能將自己與個案的經驗，用理論中提及的神經機制加以說明，因而使得多重迷走神經理論在功能上成為黛比如何支持個案和與其互動的最佳助力。此外，多重迷走神經理論將個案的經驗從敘述事件，轉換為隱含身體努力想要活下去的存亡危機。當她將理論注入臨床模型中，便開始發展可以訓練其他治療師的方法，而成果正是這本書。在多重迷走神經理論應用在心理治療上，黛比・黛娜精妙絕倫地將神經生理學基礎的理論轉換為臨床實踐，使多重迷走神經理論得以被活用。

參考

Porges, S. W. (1995). Orienting in a defensive world: Mammalian modificatioons of our evolutionary heritage. A Polyvagal Theory. *Psychophysiology, 32*(4), 301-318.

Porges, S. W. (2011). *Norton Series on Interpersonal Neurobiology. The Polyvagal Theory: Neurophysiological foundations of emotions, attachment, communication, and self-regulation*. New York, NY: Norton.

致謝

在撰寫這本書時，為了將書寫好，我必須打破日常生活的節奏。因此，我和丈夫搬到了法國聖瑪麗—迪蒙的一棟小屋裡一個月。在那裡，我找到了我的寫作節奏。一條街外有座建於十一世紀的教堂，那裡傳來的鐘聲帶給了我心靈上的平靜。那鐘聲成為字句的引領者，書的第一部分也在此漸漸成形。其餘部分則在緬因州的肯納邦克波克完成。我居住的地方靠近海邊，同時也在樹林的邊緣。為思索能精準表達的詞彙而感到心煩意亂時，我因為有樹林和海這類穩定的存在，而能夠調整好自我。

雖然寫作是一件孤獨的事，但我在寫作的過程中卻從未感到寂寞。我的家人、朋友和同事都非常有耐心地聆聽我分享如何將多重迷走神經理論帶進日常生活來應用，他們從未質疑這份工作，也一直相信我能透過文字分享我對這個理論的理解，才使這本書得以順利完成。許多年前，琳達・葛林漢（Linda Graham）發覺我想要寫作的夢想，她給了我一個上面寫著「未來的作家」的別針，直到現在仍在我的桌上。除了我寫作的那幾個月，琳達也是個可靠的嚮導，她大方的與我分享作為一個成功作家的智慧。其次是緹娜・佐格（Tina Zorger），她是與我結識超過十年的訓練夥伴，同時也是我在調節韻律訓練系列的無償助理，當我需要傳聲筒，她總是對我伸出援手。她祝賀我的成功，並問了讓我看得更深層的重要問題。黛比・冠特（Deb Grant）在創造多重迷走神經遊戲實驗室時與我搭檔，給了我一個可以玩理論的地方，也給了我創造韻律調節訓練系列的起點，而調節韻律訓練系列將會是這本書的核心。我也欠那些在前三個調節韻律訓練系列給了我幫助的治療師一個大大的感謝，他們非常樂意幫我進行測試，不僅接受發掘自己自律神經故事的挑戰，也用新的臨床方法進行實驗。我深深的感謝我的個案們，如果沒有他們與我一起勇敢潛入未知的深水中，並一起探索如何透過自律神經系統的觀點看世界，這本書就不會如此動人。

當我讀完史蒂芬・佩奇的多重迷走神經理論後，我的人生改變了，從那時起，這個世界在新的觀點下，對我而言變的更加合理。我遇見史提夫後，我的人生再次改變。他很特別，而且善良又傑出，是一個罕見的組合和具體體現。史提夫歡迎我進入他的世界，他支持我將他的工作帶入臨床應用，在每個章節裡，都有他從多重迷走神經理論中得出的新創觀點。

一如往常，我想用最大的愛來感謝我的丈夫鮑柏，他相信我並支持我在這條路上的每一步，每當我完成一個部分他都會感到開心；當我卡稿，他的堅定不移則幫助我完成這本書。他提醒我文字始終存在，不斷鼓勵我最終一定會找到它們。

如果沒有卡洛琳・平卡斯（Caroline Pincus），這本書將不會成形，是她鼓勵我寫作了這本書。還有這本書優秀的編輯——黛博拉・馬爾默（Deborah Malmud），是她肯定地回答我多重迷走神經理論應用在心理治療上所充滿的可能性，並指引我在這條路上的每一步，與她共事是一件令人愉快的事。

在我寫作的日子裡，因無數來到我身邊的人而變得美好無比，我要對所有人獻出我最大、最深的謝意。

引言

我在教同事和個案多重迷走神經理論時，告訴他們這是在學習安全的科學，一種安全到足以愛上生活與承擔生活風險的科學。多重迷走神經理論從生理和心理學上告訴我們，個案如何以及為何不斷進行動員的循環、失去和重新連結。透過多重迷走神經理論，我們可以見到自律神經系統如何塑造個案的安全經驗，以及如何影響他們的連結能力。

自律神經系統回應日常生活挑戰的方法，是告訴我們我如何是我，**而非什麼是我或我是誰**。自律神經系統以改變生理狀態來管理風險和創造模式之間的關係，這種改變對許多人來說很輕微，當出現重大狀態的改變，人們的系統有足夠的恢復力幫助我們回到正常狀態。創傷中斷了建立安全連接的自律神經迴路，也轉變了調節和恢復力的發展。有創傷史的個案經常經歷更強烈、緊繃的自主反應，這會影響他們在人際關係中調節與感到安全的能力。多重迷走神經理論幫助治療師理解個案的行為都是為了生存而出現的自律反應——根深蒂固的適應性反應會自動進入生存故事。

創傷會降低與人互動的能力，改以保護模式取代連結的模式。如果置之不理，這種早期生存適應的反應會變成慣性的自律神經回應。通過多重迷走神經理論的治療，當個案進入渴望與他人連結的生存競爭，他們會感受到改變自律神經系統運作模式所給予他們的支持。

這本書是用以幫助讀者將多重迷走神經理論帶入治療實踐中，它提供了全面性的干預觀點，告訴讀者標記出自律神經反應與形塑自律安全神經系統的方法。有了這本書，讀者將會學到多重迷走神經理論，而且除了能使用書中的學習單也能根據經驗來實踐。

第一部分「與神經系統交朋友」，介紹連結的科學與多重迷走神經理論的基本術語。此章說明了多重迷走神經理論的重要元素，以建構穩固的知識基礎。至於為臨床應用階段做準備的部分，則收錄在本書的學習單中。

第二部分「繪製神經系統的地圖」，聚焦在如何辨識反應模式，讀者將透過在這些章節中的學習單，學會如何辨別在自律神經階序上的各個位置的能力。

第三部分「導覽神經系統」，以新獲得的辨識自律神經狀態能力為基礎，並增加新的步驟：學習如何追蹤反應模式、認知觸發者，並辨識調節資源。提出各種「參與」的實踐，以支持一種新的方式來適應行為模式、離開和參與連結。

第四部分「塑造神經系統」，顯示如何以被動與主動的方式，調整自律神經系統並重塑它，使其朝更具彈性的回應前進。這些章節提供了兩種方式來參與腹部迷走神經的調節能力、即刻干預和轉換系統，以在連結中找尋安全的實踐。

讀完本書中的所有觀念，讀者將會知道如何在臨床治療中對創傷後個案運用多重迷走神經理論以增進效益。在這過程中，不只治療實踐會改變，讀者看世界與生活的方式也會改變。我個人在教授多重迷走神經理論的經驗是，學生會有一個「前後」的差別，一旦理解了自律神經系統在塑造生活所扮演的角色後，就一定會改用這種觀點來看世界。

目錄

第一部分

與神經系統交朋友

所有教育中最偉大的事，便是讓神經系統成為我們的同盟，對抗共同的敵人。

——威廉．詹姆斯（William James）

如果在 Google 上用英文搜尋「多重迷走神經理論」，會出現超過五十萬條搜尋結果，如果搜尋「史蒂芬·佩奇」，則會出現超過十五萬條結果。多重迷走神經理論經歷了一趟精彩的旅程，才從一個相對冷僻和具有爭議的理論，到讓今日的心理治療領域廣為接受。

多重迷走神經理論可溯源至一九六九年佩奇博士早期關於心率異變性的研究，以及他的論文〈臨床互動期間，視覺化的生理狀態監測，有助於指引治療〉（*vision that monitoring physiological state would be a helpful guide to the therapist during the clinical interaction*）。如同佩奇博士所言，在他「預見臨床工作者可運用這些技術時，並未意圖發展出一個新的理論」。多重迷走神經理論誕生自「迷走神經和佩奇博士當時測量的頻率，為何可以做為新生兒心理彈性，同時又是風險的指標」這個問題，透過解開謎團（它現在被稱為迷走神經悖論），佩奇博士創造出了多重迷走神經理論。

以下三個組織原則可說是多重迷走神經理論的核心。

階層（Hierarchy）：自律神經系統通過三種途徑回應身體感官和外在環境的訊號，這三種途徑以特定順序運作，且以可預測的方式回應挑戰。三種途徑（與它們的回應模式）以演化順序排列，從古老的到最新的，分別是背側迷走神經（不動 immobilization）、交感神經系統（動員作用 mobilization）與腹側迷走神經（社交與連結）。

神經覺（Neuroception）：這是一個由佩奇博士所創造的詞彙，用以描述我們面對來自身體內、周遭環境、和他人連結時，各種安全、危險、威脅生命的訊號，自律神經系統回應的方式。與感知不同，這是「不透過覺察的偵測」，一種深藏在意識思考之下的皮層下經驗。

共同調節（Co-regulation）：多重迷走神經理論將共同調節視為生物學上至關重要的：為維持生命而必須被滿足的需求，我們透過自律神經狀態的交互調節而感到安全，進而產生連結，並創造可信任關係。

我們可以將自律神經系統想成生活經驗的基礎，這個生物資源是所有一切經驗的神經基礎。我們如何在這個世界中移動——轉向、後退、有時連結有時孤立，都是由自律神經系統引導的。在共同調節關係的支持下，我們變得有心理彈性，讓我們在失調的關係中成為生存的大師。在每段關係中，自律神經系統都在「認識」這個世界，並藉由調頻，形成連結或保護的習慣。

我們的希望來自於認知到，雖然早期記憶形塑自律神經系統，但現下的經驗也可以重塑它。當大腦為了回應經驗與環境而不斷改變，自律神經系統同時也在經歷同樣的刺激，而我們可以試圖去影響它。當一個人的神經系統發出接觸和共同調節的需求，共振、共鳴會帶來連結的經驗，而調頻失誤則激起自我保護的經驗。安全或危險的信號會從一個自律神經系統傳遞到另一個，邀請調節或增強反應性。如果是伴侶、夫妻類的案例，很容易便可以觀察到增強反應在意見不合時快速升高，兩個神經系統之間的危險信號會觸發保護的需求。相反的，調和治療師和個案之間的關係則依靠安全的信號與各自自發的連結邀請。

人類亟欲了解行為的「為什麼」，我們將其歸咎於動機、意向和分配，社會則用創傷後生存者經歷危機時的行為來做出評斷。我們依然太常責怪受害者屈服卻不試著反抗或逃開，也太常用一個人做了什麼來認定他是一個怎麼樣的人。創傷後生存者經常想著「這是我的錯」，並在心中尖酸刻薄的批評自己，而這正反映了社會對他們的看法。日常生活中與朋友、家人、同事，甚至是陌生人的互動定義了我們，我們也用與他人互動的方式來評斷自己。

多重迷走神經理論讓治療師能用神經生理學的視框來理解為何人們以特定模式行動，透過多重迷走神經理論，我們知道了行為是自主和有適應功能的，並且由不為意識掌控的自律神經系統產生。這代表的是自律神經的能量轉為保護模式，而非大腦進行認知上的選擇。當我們有了這一層認知，就能更貼近、同理創傷後生存者的經驗。

自律神經系統的運作原則是——任何反應都是為了生存。不論一個行為從外人的角度看來有多麼不協調，從自律神經的角度來看，卻是一種為了適應和生存的反應。自律神經系統不會做出自律神經好壞的判斷，純粹只會衡量風險和尋求安全。幫助個案理解並欣賞自律反應的保護意向，能夠減少創傷後生存者常會感受到的羞恥與自責感。當我們提供多重迷走神經理論的觀點，而個案也好奇自律神經系統所感受到的安全與危險的線索，就能夠將自律反應視為一種勇敢、值得憐惜的生存反應。

創傷治療師都知道，有效的治療建立在「感知比現實重要」的理解上。是個人對於經驗的感知，而非事實，導致創傷的後果。多重迷走神經理論告訴我們，早在大腦創造出一個事件的意義前，自律神經系統便已評估過環境並給出能適應與生存下去的回應。神經覺先於感知，故事是隨著狀態發展出來。多重迷走神經理論對於「發生了什麼事？」這個重要的問題，並非是記錄下事發經歷的所有細節，而是從自律神經反應學到些什麼，個案現在受苦的原因是可以在他們自律反應的歷史當中找到的。

治療的目的在於帶入腹側迷走神經的資源，以徵召社交連結系統中，支持促社交行為（pro-social）的神經迴路。社交連結系統是我們的「臉—心」連結，由腹側迷走神經（心臟）和臉部、心臟的橫紋肌之間的連結形成，臉部、心臟橫紋肌控制了我們看起來如何（控制表情）、我們如何聽（聽覺）、如何說話（發聲）。我們與他人的互動便是透過社交連結系統接收與送出安全的信號，在治療環境與療程中，創造可支持社交連結系統的心理狀態是一個必要的條件。「如果我們並不安全，就會長期處於評估和防衛的狀態中」。腹側迷走神經的狀態與神經覺的安全感受掌控了連結、好奇和改變的可能性，多重迷走神經的治療有以下四個特點：

- 認識自律神經表現的狀態。
- 尊重適應的生存反應。
- 調節或共同調節至迷走神經腹側分支的狀態。
- 重新說故事。

以下「給初學者的導覽」是給治療師的友善閱讀導引，同時也是介紹多重迷走神經理論給個案的簡易方法。

給初學者的導覽——多重迷走神經理論

我們所處的世界是一個生來就需要連結的世界。隨著我們呼吸的第一口氣，開啟了一個長達一生的任務——在身體、環境以及與他人的關係裡感到安全。自律神經系統是我們的專屬監控系統，永遠處在守衛中，不斷問著：「這裡安全嗎？」它的目的就是感測安全和風險，並感受周遭人事物與我們的連結以保護我們。

這種感測遠在意識感受和控制之外，佩奇博士知道這並非透過感知而來的覺察，於是創造了**神經覺**這個詞來描述自律神經系統感測安全、危險和威脅生命的信號，並排除了大腦思考的過程。因為人類是創造意義的存在，神經覺這個無法描述的經驗就形塑了我們的日常生活。

自律神經系統

自律神經系統是由兩條主幹形成——交感神經與副交感神經，並通過三條通路來反應信號和感覺。每一條通路都有獨特的回應模式。通過這三條通路，我們能「服務生存的需求」。

交感神經位於脊髓的中段，是一條做好準備讓我們隨時都可以行動的通路。它會回應危險的信號，也負責釋放腎上腺素。腎上腺素能給我們能量戰鬥或逃跑。

而在副交感神經的部分，多重迷走神經理論則關注於兩條通路，這兩條通路都經過一條名為迷走的神經。**迷走**意思是「流浪者」，這命名恰如其分。從腦幹、頭顱的最底下，迷走神經往兩個方向延伸——向下經過肺、心臟、橫膈膜、胃，另一條則向上連結脖子、咽喉、眼睛和耳朵。

迷走神經分為兩個部分：腹側迷走通路和背側迷走通路。前者回應安全的信號，同時也支持安全參與和社會連結；後者則會對極端危險的信號做出回應，將我們帶離與其他人事物的連結和覺察，並進入癱瘓的保護狀態，這些都不在意識的控制範圍內。我們感到麻木、難以動彈或「不屬於這裡」時，就是背側迷走神經在主導我們的身體。

佩奇博士區分了自律神經系統內回應的高低程度，而且其與我們物種的演化程度相關聯。原始的副交感神經背側分支和不動的反應，來自於古老的脊椎動物祖先，同時也是最古老的通路，再來才發展出交感神經和動員反應。而人類身上最後演化出來的則是在副交感神經上的腹側分支，這是哺乳動物所專有的，也讓我們有了社會交際的模式。

當我們牢牢地被腹側迷走神經保護，我們會感受到安全與連結，平靜而樂於社交。危險的感覺（神經覺）則會將我們從這個狀態中拉出，回到演化過程中的交感神經反應，這時我們會動員起來，對威脅採取行動，因為採取行動可以幫助我們回到安全和樂於社交的狀態。當我們感到被困住，無法從危險逃脫時，背側迷走神經會將我們拉回到演化的起點，這時我們動彈不得，關機以求生存。如果從這裡想找回安全感和樂於社交，會是一條又長又痛苦的路。

自律神經的階序

讓我們將自律神經系統想像為階梯。當我們在這階梯上上下下，經驗會有怎樣的變化？

階梯的最上層

安全而溫暖是什麼模樣？強壯而溫柔的手臂。緊緊依偎，共享淚水與歡笑。自由的分享、留下或是離開。

安全與連結是自律神經系統在演化上最新發展出的部分，我們的社交連結系統活躍於副交感神經腹側分支。在這個狀態下，我們的心跳規律、呼吸深而長，一臉友善，也可以專注於對話並屏蔽惱人的噪音。我們視野寬廣，與他人、這個世界產生連結。我也許會將自己描述成快

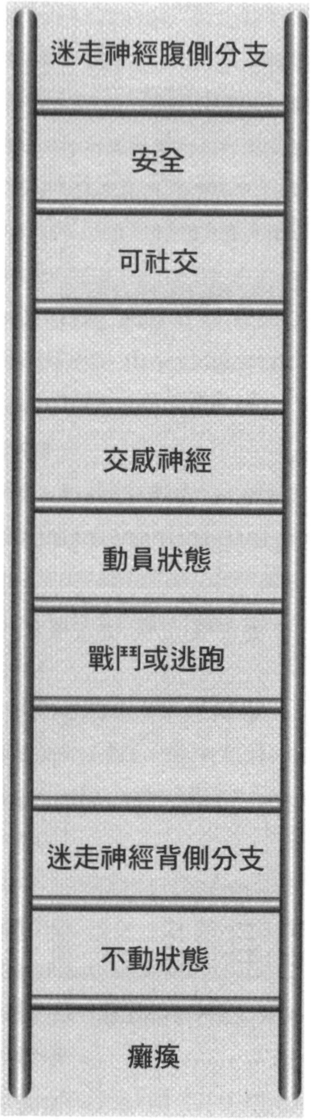

迷走神經腹側分支

安全

可社交

交感神經

動員狀態

戰鬥或逃跑

迷走神經背側分支

不動狀態

癱瘓

樂、積極、充滿好奇心的，而這個世界是安全、有趣而和平的。在自律神經階序的最上層，我與我的經驗連結，也能接觸他人，在這狀態的一些日常生活經驗包括有組織性、跟隨計畫、關心自己、花時間玩樂、與他人一起做事、在工作上充滿成就感、生活規律也能掌握生活。身體狀況上則是有著健康的心臟、血壓正常、健康的免疫系統降低了生病的可能性、良好的消化系統、優質而充足的睡眠，以及幸福的感覺。

從階梯上往下

恐懼向我低語，我感受到它強而有力的訊息。移動、採取行動、逃離。沒有人可以信任，沒有安全的地方。

自律神經系統的交感神經分支活躍於我們被不安攪動時——某件事物觸發了危險的神經覺。我們採取行動，或是戰鬥或是逃跑。在這個狀態下，我們的心率加速、呼吸短淺、掃視周遭環境以偵察危險。我們「在行動中」。我也許會描述自己為焦慮或生氣的，也感受到腎上腺素的衝動使我難以平靜。我只聆聽危險的信號而忽略友善的聲音，這個世界也許是危險、混亂、充滿惡意的。此處的交感神經動員狀態是使人在自律神經階序上往下走一層，倒退回到演化的前一個狀態，也許我會相信：「這個世界是危險的，我須要保護自己免於傷害」。某些日常生活的問題可能造成焦慮、恐慌、易怒、無法專注或沒有按照計畫進行，以及苦惱於人際關係。在健康上可能造成心臟疾病、高血壓、高膽固醇、睡眠問題、體重增加、記憶損害、頭痛、慢性頸椎疾病、背肩緊繃、腸胃問題，以及免疫功能下降使人處於更容易生病的狀態。

階梯底層

> 我處在黑暗和禁斷之地，沒有發出一點聲響；我既渺小又沉默，幾乎沒有氣息。我孤身一人，沒有人會找到我……

自律神經反應中最古老的通路即是副交感神經背側分支，那也是最後的手段。當其他方法都失敗，當我們被拋棄、什麼行動都沒用，「最原始的迷走神經」會帶領我們走進封閉、癱瘓、與外界隔離。這裡是自律神經階序的最底層，與我相伴的只有孤獨、不感受、不願知、近乎不存在的存在。我也許會描述自己為絕望、被遺棄、模糊不清、疲憊到難以思考或行動的。這個世界是空洞、死亡和黑暗的。在這個最古老的演化發展上，我的身心都轉換成自我保存模式，我也許會相信：「我迷失了，沒有任何人會找到我。」某些日常生活的問題可能會變得充滿疏離感、記憶出現障礙、頹喪，也沒有任何能量面對日常生活的挑戰。這個狀態下的健康狀況可能會出現長期疲勞、纖維肌疼痛、腸胃問題、低血壓、第二型糖尿病，以及體重增加。

在階梯上的日常移動

現在，我們已經探索了在自律神經階序上的每個地方，接著來思考我們如何在階梯上下移動。我們所偏好的地方是在階梯的最上層，如同強尼・納許（Johnny Nash）〈現在我能看得更清楚了〉（*I Can See Clearly Now*）這首歌的歌詞：「現在我能看得更清楚了，雨過天晴，我可以看見所有在我道路上的障礙，使我盲目的烏雲已然消散」。腹側迷走神經是充滿希望和資源的，讓我們得以活著、愛人和歡笑，但並非是一個完美無暇的世界，而是一個我們有能力可以認知困難、找出支持我們的力量和解決之道，並發展出有條理回應的世界。當我們感到不輕鬆，預期會有危險時，會往階梯下層走，進入行動，期待行動能給我們足夠的空間喘息，讓我們能夠爬回階梯安全和連結的高處，但若我們跌落到階梯最底層，將看似再也無法觸及在高層的希望和安全。

在現實生活中，在階梯上下移動的實際樣子看起來會是怎麼樣？請思考以下兩段案例。

> 我正開車前去工作。我享受著早晨的同時，一邊聽著廣播（階梯的最上層），但此時，警笛聲突然從身後響起（快速從階梯上往下掉）。我感到心臟加速，開始擔心是否有違規（維持在階梯的下層），我在路邊停車而警車則從旁疾駛而過。我重新開車上路，同

時感覺心跳正在回復正常（往階梯上層爬升）。到工作地點後，我已經忘記了今早的事件，也準備好開始一天的行程（階梯的最上層）。

我正在和朋友一邊享用晚餐一邊聊天，開心的和一群我喜歡的人在一起（階梯的最上層）。話題聊到假期，我開始比較我的處境與他人的處境。我對於自己無法負擔起一次假期感到生氣，我的工作並沒有給我足夠的薪水，我有許多尚未付清的帳單讓我負擔不起一次的假期（快速從階梯上往下掉）。我向後靠並看著我的朋友們繼續談論旅程和行程規劃，對話在我身後持續進行著，而我脫離了對話，並開始覺得自己變得透明（封閉自己，也開始往階梯的下層移動）。朋友們都沒有注意到我的沉默，我只覺得我與其他人格格不入，這個夜晚也結束了。我回到家，蜷縮在床上（處於階梯的最底層）。隔天早上醒來後，我不想起床也不想去工作（依然在階梯的底層），但我又擔心如果不起床會被開除（有了一點能量也開始往階梯上層移動）。最後我工作遲到了，被老闆唸了幾句，我回了他幾句氣話（以更多的動員能量往階梯上攀升）。我想清楚了，我受夠了這份工作，也打算找一份新工作（仍在往上攀升）。我開始思考有什麼技能會對新工作有幫助，也讓我能還清帳單，甚至可以去度個假。我與一位同事一起吃了午餐，我們聊了很多工作上的事，以及我們未來的夢想（回到階梯的最上層）。

一起運作的系統

我們已經體會到了三個自律神經系統一起運作時所能帶來的幸福生活，為了瞭解這三個系統的一體性，我們先放下前述用來比喻的階梯，改而想像一個家的模樣。

背側迷走神經負責的是一個家的「基礎公共建設」，它在背景持續運轉以維持良好的身體基礎功能。當這個系統出了些差錯，我們就必須耗費精力，專注在基礎身體運轉上；當一切運作良好，身體功能就會自主運轉。如果沒有了腹側迷走神經共同運作，「基礎公共建設」就會像運轉成是一個「沒有人在的空房子」；或是，如果有人在家，整個家的環境就會令人感到不舒適，所有東西都處在最低運轉狀態下——只足夠維持空氣流通和水管不會結凍，整個環境只能剛好維持生命而已。

而交感神經分支則可以想成是一個家的保全系統，負責維持可以反應的警覺程度和對付任何緊急狀況。這個警報系統會觸發立即的反應，再回到準備好的狀態。如果沒有了腹側迷走神經的影響，警報系統會穩定持續地接收到緊急狀況的通知，警報就會不斷響起。

腹側迷走神經系統讓我們得以融入、享受在家的舒適，得以把家當作一個可以休息、修復自己的地方，同時也可享受與朋友、家人共度的時光。我們感受到「基礎公共建設」在背景運作，有著規律的心跳和呼吸頻率，也相信「監測系統」是隨時準備好的。整個系統的一體性讓我們能夠對這個世界充滿熱情、好奇，在感情和生理上也能與周遭的人有所連結。

我們的下一站將前往何處？

當我們對自律神經系統在安全與生存的功能和反應有了初步的認識後，就能開始與它當朋友和繪製個人專屬的反應模式。與自律神經系統交朋友的能力讓我們能夠參與實踐，繪製個人回應模式則讓我們能夠自然地追蹤。當我們能有意識地追蹤，就能開始有意識地調整和調和我們的身心狀態。由此就能成功引導和連結安全。

Chapter 1

安全、危險與生命威脅：適應性的反應模式

比起我們不同，我們相似的部分似乎更多。

——瑪雅．安格魯（Maya Angelou）

自律神經系統是人類家族裡共通的分母，我們都共享同一個生物行為的基礎。自律神經系統的工作在於確保我們在危險時能生存下來，並在安全時蓬勃發展。而要生存下來，則須要具備偵測危險的能力，以及激發生存反應。至於蓬勃發展則是與之相反的條件——抑制生存反應，使社交連結得以發揮。如果沒有了激發、抑制和回應的彈性，我們就會受苦。

如果我們將創傷想成如同羅伯特‧馬希（Robert Macy，國際創傷中心主席）所定義的：「一種超乎力所能及的要求被置於人類的生理系統上」，我們立刻就會想到自律神經系統。不論是獨立的創傷事故或重複的創傷事件，創傷和自律神經系統都是有所關聯的。若缺乏讓人們可以穩定在安全系統中定錨的機會，以及激發和抑制神經迴路的適當練習，其自律神經系統投入、脫離以及重新投入的能力就會受損。

在人際神經生物學的框架裡，精神健康的診斷可被視為和過度喚起或低喚的狀態相關，透過多重迷走神經理論就能說得通。如果無法抑制防衛回應，神經系統就會在不斷激發動員狀

態（過度喚起），或不動（過低喚起）的生存狀態裡。雖然個案渴望自律神經的調節，卻時常無法實現自律調節的必要條件——達到體現安全的狀態。個案會苦惱於他們的調節失衡與沒有能力調節個人及社交狀態。而此一失衡的結果就會導致生理疾病、苦惱於人際關係、認知能力改變，以及不斷從抑制系統的緊繃中找尋安全與放鬆，因此導致系統失衡。藥物治療是在試圖安撫自律神經系統中過度反應的部位或刺激反應過低的部位，使系統回復規律。心理治療的作用也很相似，雖然沒有使用藥物，而是投入神經系統的自癒能力，但相對而言也是一個測試共同調節、增加個體調節能力和練習使用社交連結神經迴路的安全機會。

人類身上帶有一種自律神經的遺跡：古老的神經通路至今仍存在於我們的生理結構中，它具有的風險與安全的特色根深蒂固存在於現代的自律神經系統中，其他的脊椎動物也有這個古老的神經通路。而我們原始的背側迷走神經迴路，則在五百萬年前就已出現，並透過不動的反應關閉身體系統來保存能量，這和動物裝死以回應生命威脅的方式相當類似。交感神經系統在四百萬年前就演化出

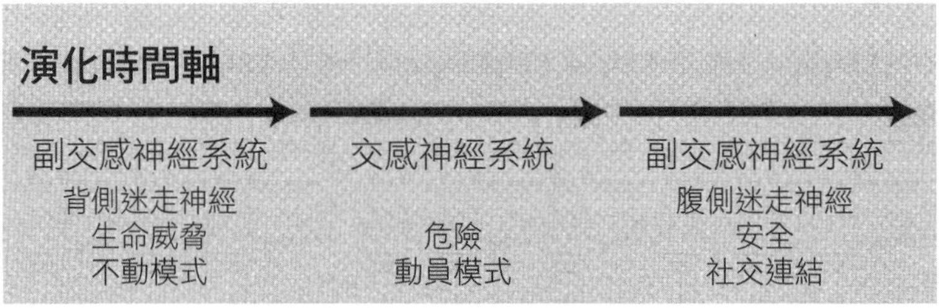

演化時間軸

副交感神經系統	交感神經系統	副交感神經系統
背側迷走神經		腹側迷走神經
生命威脅	危險	安全
不動模式	動員模式	社交連結

現，創造了透過移動與行動的能力來選擇主動應戰或逃跑。最新的系統則是我們這種哺乳動物所專屬的腹側迷走神經迴路，是在兩百萬年前才演化出現，這個神經迴路給予了我們共同調節的能力（社交連結）。

交感神經系統是從脊隨神經發展出來（從脊柱中生長出來的神經）的，它是我們的動員系統。交感神經位於背部正中央、胸廓與腰椎範圍的脊柱上。如果想確認其實際位置，可以試著把手放到背後，一隻手輕柔的從脖子順著往下，另一隻手則從腰部往上。在雙手之間的空間約莫就是交感神經系統延伸到其他器官的起始處（例如眼睛、心臟、肺、胃和膀胱）。

通過兩個動員系統，交感神經腎上腺髓質（SAM）系統和下視丘－腦下垂體－腎上腺（HPA）軸，讓身體透過交感神經系統得以隨時行動。SAM系統被激發的速度相當快，它會釋放大量的腎上腺素以快速回應壓力對象，例如驚嚇回應是發生在一百毫秒之內。SAM的激發帶來短暫、快速的反應，不久後就會回到常規狀態。接下來，若快速而充滿能量的腎上腺素並未解決困境，就會輪到HPA軸接管。HPA軸會釋放皮質醇，一般稱作壓力荷爾蒙。釋放皮質醇時要花費更長的時間，也比較慢才能發揮作用，須要等上幾分鐘而非數秒鐘。運用SAM和HPA可使交感神經系統刺激個體行為（瞳孔擴張、冒汗），逐步增加反應（心率與呼吸頻率），或動員激烈的全身反應（戰鬥或逃跑）。

副交感神經系統發源於腦神經（直接從大腦發展出來）。人類有十二對腦神經，而迷走神經（第十對顱骨神經）是最長的腦神經，也是副交感神經最主要的神經。通過迷走神經的作用，使副交感神經同時是不動反應的系統，也是連結系統。事實上，迷走神經並非單一一條神經，而是由一束在一個鞘管裡的神經纖維交織而成，一條塑膠管線中包含了一些電線有助於發出想像。迷走神經來自於拉丁文vagary，意思是「流浪者」，而這條神經真的在流浪。迷走神經從腦幹一路往下延伸到心臟和胃，從腦幹也透過與其他腦神經的連結，往上延伸到臉部。由於這個結構的關係，迷走神經被稱為「連結的導管」。這條美麗的流浪神經是大腦與身體間雙向溝通的混合神經，八成的纖維是感覺神經（傳入），負責將身體的資訊傳輸至大腦，剩下兩成的纖維是動作神經（傳出），將動作資訊從大腦傳輸至身體。想要追蹤迷走神經通路，可將手放在臉頰上、心上及腹部上。試著將手在這三處移動，並想像迷走神經纖維連結這三個實際部位。

迷走神經被分為兩個不同的通路（這就是多重迷走神經命字的由來）——背側分支和腹側分支，兩者的區分發生在橫膈膜。雖然兩者都源於同樣的腦神經，在結構和功能上卻截然不同。背側和腹側分支都源自延髓（腦幹裡連接脊椎的部位）的相鄰部位。背側迷走神經是自律神經系統中最古老的部分，從迷走神經背核（dorsal nucleus of vagus）發展出來。腹側迷走神經則是自律神經系統中最新的部分，從疑核發展出來。因為疑核位於背核之前，因此疑核被貼上「腹側」的標籤。背側與腹側迷走神經纖維會一起離開腦幹，兩者依著各自的路線，分別經過橫膈膜的上方和下方。請感受一下你的身體，並想像你的肺和腹部，橫膈膜就是分隔身體這兩個區塊的那條肌肉。在橫膈膜之下（膈下）是背側迷走神經的領域，在橫膈膜之上（膈上），則是腹側迷走神經的王國。背側迷走神經纖維大多是無髓鞘的，而腹側迷走神經纖維則大多是有髓鞘的。髓鞘是一層覆蓋在神經纖維上的脂質，可以使它絕緣，以增進訊息傳遞的效率和速度。腹側迷走神經的髓鞘在妊娠最後三個月時開始生長，一直到幼兒出生後的第一年才生長完成。背側迷走神經在橫膈膜之上影響著身體的器官，尤其在調節消化器官上；腹側迷走神經則在橫膈膜之下影響心率、呼吸頻率，也整合臉部神經，形成社交連結系統。除了這些生物學上的不同，兩個極端的自律神經反應也被激發。背側迷走神經帶我們離開連結進入不動狀態，腹側迷走神經則帶我們進入社交連結和共同調節。

通過這三條獨特的通路（腹側迷走神經、交感神經系統、背側迷走神經），我們能夠「為了生存」而行動。每種自律神經狀態透過自身的保護或連結模式，造就了各有特色的回應範圍。當背側迷走神經遇到須救援的狀況，就不會有足夠的能量來運作這個系統。系統的能量乾涸了，個案麻木了。若是交感神經系統做出回應，則會有太多能量在系統裡，個案會被淹沒。在腹側迷走神經狀態中，系統是規律、可以連結的，個案可準備好要投入。在多重迷走神經理論裡，三種自律神經反應的階序被命名為（從最新的到最古老的）社交連結、動員狀態的、不動狀態的，或者也被稱為安全、危險和生命威脅。當個案越來越熟悉他們的個人反應階序之後，可以請他們創造屬於自己的標籤，我有許多個案就將他們的狀態命名為安全、驚慌的和封閉，有一個則用連結的、狂風暴雨的和無法辨認的狀態。而另一個個案，在那種強烈喚起經驗的感覺中，將他的狀態命名為專心致志、被驅使和無感的。

為了用自律神經階序的方式看待身體，就須要認知你的腸胃與消化功能為古老的背側迷走神經。接著，背部中央是演化發展出的下一層——交感神經系統和脊椎神經。最後，心臟、臉部和自律神經系統最新的部分則是腹側迷走神經。

近距離觀察自律神經階序

最早的根

背側迷走神經有時被稱為「原始的迷走神經」，是自律神經系統最古老的部分，也是副交感神經的其中一個分支，對調節消化來說相當重要。作為一個古老的生存機制，背側迷走神經的其中一種反應方式是透過癱瘓與封閉來保存能量，這同時也是一種鎮痛劑，讓我們感受不到生理和心理上的痛。在創傷發生的那一刻，背側迷走神經能透過解離拯救我們，而這一反應的神經學結果是減少通往大腦的血流量和含氧量，導致認知與經驗到解離。即使創傷事件在許久前早已結束，我們在工作中會看到創傷倖存者常出現適應性的生存反應，透過背側迷走神經的「離開當下」做為創傷後讓自己感到安全的模式。曾經有一位個案向我描述她背側迷走神經回應的力量，她說她無法聽到我說話、我的音調，也完全無法了解我在說什麼，甚至時常無法看見我的臉。

背側迷走神經通路反應極端危險的信號，同時也是一條「恢復的最後機會」的通路，它以靜止作為生存回應，為了保存能量而將我們帶離連結與意識，進入癱瘓的保護狀態。當我們感到凍結、麻木或「不在這裡」，背側迷走神經就已經接管了身體。「怕得要死」一詞用來形容背側迷走神經很貼切，因為它應對生命威脅的自律神經反應訊號是「縮起你的頭，不要動，躲起來」，就像烏龜所做的那樣。

隨時記得，背側迷走神經在功能系統裡的角色是在橫膈膜之下，所以橫膈膜下的創傷，包括虐待、性創傷、醫療程序、疾病和外傷，都可能觸發背側迷走神經做出反應。在極端狀況下，也可能造成暈倒（血管迷走神經性昏厥）。但背側迷走神經的反應包含一系列的經驗光譜，從健康問題如免疫功能受損，包括慢性疲勞症候群、消化問題到心理後果，讓人表現出解離、鬱悶或社交疏離的現象。

思考以下個案表述的背側迷走神經回應，這些你可能會在實際案例裡遇到：凝視窗外或看向天空、空洞的眼神、沒有活力與反應的臉、一厥不振的肢體語言、失語、在不舒服的情況下

「一動也不動」。當個案進入背側迷走神經通路的封閉狀態，總會不斷的催生「你到哪裡去了？」這個問題。治療師可以感覺到一種想要受到幫助卻虛無飄渺的感受，找不到任何具體可以連結的東西。至於個案的感受，我則已經聽過了好多次那種孤獨、流離失所與無法觸及的感覺，那是一種根深蒂固的絕望。

用動作來自我保護

交感神經系統是在演化順序上第二發展出來的，它給了我們動員的能力。這個系統在體內平衡上填補了副交感神經系統的不足，與腹側迷走神經一同運作時，能夠調節心率與呼吸頻率；與背側迷走神經一起運作時，則可以支持消化系統。

隨著交感神經系統的出現，靜止不動不再是我們唯一的生存反應，交感神經系統讓我們做好隨時可以戰鬥或逃跑的準備，運用動作自我保護。這個系統與負責行動的四肢連結，是處於行動中的。處於交感神經系統的保護模式時，我們會遠離共同調節狀態。為了找到安全感，我們切斷了與他人的連結。在我們的演化歷史中，形單影隻和不屬於群體的一員是相當危險的，而交感神經系統的動員回應即帶來了孤立與危險。

隨著進入交感神經回應，我們的聽力也有相應的改變。中耳的肌肉具有專門聆聽人類聲音的能力。當我們進入腹側迷走神經狀態，這些肌肉會為了聆聽聲音而調節頻率，同時也會支持聆聽聲音的能力。交感神經系統接管身體後，中耳的調節能力就會轉而聆聽掠食者低頻率或令人苦惱的高頻率聲音。在那個當下，系統會專注於探聽危險的聲音，而非連結的聲音。

除了影響聽力之外，閱讀臉部表情的能力也會受到影響。在交感神經活躍的狀態下，我們會誤讀面部表情，將中性表情辨識為憤怒，或是危險的。有個個案與我分享她在交感神經被觸發的狀態下觀察旁人面部表情的情況，她無法辨認出微笑或認定那個人到底是友善還是危險的。我們可以想一下，在與個案互動時，如果你的表情是中性的，你看起來可能就會是憤怒或甚至是危險的。

當交感神經的活躍變得頻繁和持續，交感神經系統就會維持在高度的警戒中，被釋出的皮質醇使人難以冷靜以對。此時心率會加速，呼吸短而淺，也會掃視周遭查看是否有危險。若危險的訊號無法解除，交感神經系統就會一直活躍。

在與個案的面談中，你可能會注意到以下屬於交感神經系統活躍的回應：如坐針氈；身體的某部分一直處於騷動不安的狀態；無法安定；持續打量房間的環境；姿勢僵硬；感覺雜亂無章。當個案處於「交感神經風暴」，會同時體現戰鬥或逃跑的選項，你可能會感覺到個案靠近你或遠離你。戰鬥的回應通常會有緊繃和對立的敵對狀態，你可以感覺到個案的能量漸漸充斥整個房間，他們的身體姿勢會變得僵硬，語氣滿是挑釁。至於逃跑的回應，則可以在面談時逐漸感受到個案的混亂。不斷改變位置、身體無法休息時就是呈現出逃跑的狀態，也可以在你的個案說出：「我今天不想待在這裡，我不該來的，我**現在**就想要離開。」時聽出一些端倪。在交感神經激升到戰鬥或逃跑狀態時，危險潛伏在四周，進入連結是一件風險極大的事情。這個世界其實並不友善，不信任助長喚起了系統。

安全和樂於社交

連結是生物至關重要的一件事，在自律神經階序最上層的是支持安全感和連結的腹側迷走神經。腹側迷走神經（有時稱為「聰明的迷走神經」或「社交迷走神經」）提供健康、成長和恢復的神經基礎，當腹側迷走神經活躍，我們的注意力就會轉向連結，尋找共同調節的機會。舒緩與被舒緩、談話與聆聽、順暢的進入與離開連結的能力就在這自律神經系統中最核心的部分。互惠性、滋養人際關係的相互來往，都是腹側迷走神經的功能。經過其有髓鞘的通路，腹側迷走神經提供了一條快速且有組織的回應。在腹側迷走神經狀態中，我們會經歷一系列的回應，包括平靜、快樂、沉思、投入的、細心、積極、有趣的、興奮的、同情、機警、做好準備、放鬆的、品味和愉悅。

這條迷走神經被稱為「惻隱之心的神經」，如同更佳的好科學中心（Greater Good Science Center）的德赫・凱爾納（Dacher Keltner）解釋，透過腹側迷走神經的運作，我們變得可以產生連結並關心他人。腹側迷走神經狀態支持惻隱之心的連結，它會降低心率，使我們眼神變得柔和、聲音變得和善，並促使我們與他人接觸。同樣的腹側迷走神經能量也支持對自己抱有惻隱之心：以和善與友好的方式面對自己受苦的那一面。惻隱之心的練習可以透過活躍的腹側迷走神經帶給我們身體益處，包括降低壓力並增強免疫功能。在阿茲特克語中有個美麗的詞叫**阿帕帕喬（apapacho）**，意思是「用靈魂擁抱、撫摸」。腹側迷走神經安全與連結的狀態讓我們有潛力提供和接受阿帕帕喬，活躍的腹側迷走神經對我們每個人和這個世界都是好的！

當個案處於腹側迷走神經調節的狀態，房間裡會充斥著連結的感覺。面談節奏會變得很輕快，即便這份工作可能會有些困難，也會覺得能與人理智對話。腹側迷走神經的能量給了我們好奇心與嘗試的意願，調節的邊緣可再向外延伸一些，同時也充滿了可能性。當舊的故事和腹側迷走神經產生的安全感不再呼應，我們就發現自己可以有新的選擇。個案可能會被這不熟悉的感覺所驚艷，在腹側迷走神經狀態中，即會出現希望，也會發生改變。

在腹側迷走神經狀態中，我們的社交連結系統開始產生活力。社交連結系統是一個通往臉和頭部的通路，與腦幹中腹側迷走神經產生連結時所演化出的系統。五對腦骨神經的一體性（第五、七、九、十、十一對腦神經）意味著眼、耳、聲音、頭部與心臟共同演出一場美妙的協奏曲。社交連結系統不只發出，也會搜尋安全的線索。這個「安全的迴路」從出生就有，調節了從社交投入到監測的行為。我們送出安全的線索，也透過調整音調、臉部表情和傾斜頭部來發送進入連結的邀請。我們與人溝通，也就是兩個神經系統之間的溝通，就能知道接近對方並進入一段關係中是否是安全的。作為監測系統，當我們透過他人的臉部表情、聲音和姿勢接收到線索，社交連結系統就會確認連結的可能。當線索是危險的，我們就會變得小心翼翼。透過社交連結系統，我們能感覺到是否可以安全地靠近某人，也能接收到對方是敵是友的信號。

迷走神經剎車

雖然我們可能會認為心臟是穩定地跳動著，但事實上，一顆健康的心臟並不會跳得如同節拍器一樣固定、絲毫不會改變。腹側迷走神經影響著我們的心率，在吐氣時會慢下心跳，並允許它在吸氣時稍微加速。心率的改變、自主呼吸期間心跳的韻律，都被稱為呼吸性竇性心律不整（RSA）。透過RSA測量出的迷走神經張力，不只代表了生理上的健康，也代表了社交與心理上的健康。

迷走神經剎車在多重迷走神經理論中是一個重要的概念。腹側迷走神經一個重要的任務便是透過心臟的調節器〔稱為竇房結（sino-atrial node）〕來抑制心律，將其保持在每分鐘七十二下左右。若缺乏腹側迷走神經對心律的影響，心臟就有可能跳得太快，這相當危險。多重迷走神經理論將上述的這個功能稱為「迷走神經剎車」。想像一下腳踏車的剎車，當鬆開剎車，速度會變快；當抓緊剎車，車速就會變慢。迷走神經剎車以類似的方式運作著，鬆開剎車使我們能夠充滿活力，抓緊剎車就會回歸平靜。通過這樣在心臟上運作，迷走神經剎車讓我們的系統擁有了彈性。

警戒的經驗和危險發源於自律神經系統不同的部位，當放鬆迷走神經剎車但未到全部鬆開，腹側迷走神經就會調節此次的行動，讓更多的交感神經能量湧入系統，同時也控制皮質醇與腎上腺素的釋放量。相較之下，危險會使迷走神經剎車完全放開，交感神經系統也會接管身體，釋放皮質醇與腎上腺素並觸發戰鬥或逃跑的反應。

面對一天的要求和挑戰時，我們仰賴迷走神經的能力來放鬆和重新投入。迷走神經剎車的行動是極有效率的，它可以迅速加快或降低心跳，也能保持在腹側迷走神經的控制下調整自律神經的張力。若迷走神經剎車運作正常，我們就能和緩地面對轉變。這項迅速調節與順暢轉換的能力會被創傷經驗所影響。我們可以用迷走神經剎車的架構想像一個創傷生存者的個案，失去迷走神經剎車時，控制權會交給交感神經系統，接下來就會被背側迷走神經接管身體。若個案很快就失調並被拉進生存反應，通常是因為在童年時錯失共同調節的經歷，因此須要有效地學會運用迷走神經剎車。缺少童年必要的共同調節經驗的創傷後生存者通常在遭遇小挫折時，發現這對他們的迷走神經剎車已是過大的挑戰。在治療上，來回擺動（有意在激發和平靜間遊走）和滴定（用節奏與解析經驗來監測和應對神經反應）技巧都是迷走神經剎車安全釋放和重新投入的實驗範例。

迷走神經剎車的功能就是在面對挑戰時以釋放和重新投入來反應，同時也保持腹側迷走神經的調節運作。只要符合自律神經的挑戰範圍，迷走神經剎車復原了，就會重新投入，系統也會回到平衡。一般而言，這可說是日常生活的模式，使我們能夠充滿活力來面對一整天在工作或家庭上的各種要求和相互衝突的需求。

當腹側迷走神經系統無法滿足安全的需求，迷走神經剎車就會放鬆，允許交感神經系統活躍起來。一個最好的例子就是，雖然你努力想要滴定工作，你的個案卻被拉進他的創傷故事裡，還重新經驗了那個時刻。以戰鬥的反應來看，個案被那些故事糾纏，正在與它們奮鬥著。他可能經歷了腎上腺素的暴走、感受到強烈的情緒、表現出激烈的模樣。以逃跑的回應來看，個案可能極度渴望能逃離那段記憶，他的語調通常會非常急迫，也充滿壓力，可能會表達急於停止治療工作或中斷面談的要求。在上述每個經驗中，如果個案感受到你對他的挫折用腹側迷走神經狀態送出安全的線索，他的自律神經系統就能夠察覺共同調節的邀請，幫助他的迷走神經剎車重新投入，從而得以回到調節中。

如果個案經驗的強烈程度遠超過你發送出的共同調節邀請和安全線索的強度，背側迷走神經就會接管他的身體，從而使他進入封閉狀態中。此時個案不再出現在你面前，你將不再能觸及他。若想要他回到連結中，他的自律神經系統就必須感受你腹側迷走神經的存在，接收安全線索，並透過激發交感神經，重新在自律階層上往上爬，以抵達腹側迷走神經的調節。你的個案須要感受到溫柔的呼喚，讓他的交感神經系統開始返還能量（例如，短暫的眼神接觸、做出微小的動作、音調恢復）。如果呼喚太多、太大，交感神經就會使系統超載，也會觸發回到背側迷走神經癱瘓的狀態。當你和你的個案發現能量開始回到系統中，請幫助他們辨識，使他們的系統回到常規的安全回應。接著，在你繼續從交感神經動員狀態中回到腹側迷走神經連結之前，與個案一起暫停一下，一起慶祝從癱瘓回應中解放。

恆定性

左右腦讓生活經驗平衡，自律神經系統的三個部分也一起運作著，發展出一種具體的幸福感。腹側迷走神經控制臉－心連結，交感神經系統支持健康的呼吸循環和心跳韻律，在調節體溫上也扮演了重要的角色；而背側迷走神經則促進良好的消化。隨著腹側迷走神經調節能量，再加上交感神經和背側迷走神經的沉寂，就此達成體內平衡的感覺，或彼得・萊文（**Peter Levine**）所稱的動態平衡。

如果一個嬰兒在懷孕後的第三十週或更早一點出生，迷走神經中負責保護的部位，也就是腹側迷走神經，其實尚未發展完成，髓鞘也尚未完整包覆神經。沒有了完整功能的腹側迷走神經系統，嬰兒就必須依賴背側迷走神經的「保存狀態」和交感神經的「激發」來調節狀態。在新生兒仍在發展自律神經系統的情況下，新生兒重症監護室裡的許多機器、線路、管線正是用於取代腹側迷走神經的部分功能。

若是缺乏了使我們能夠彈性面對日常生活要求的腹側迷走神經，不論人的年齡多大都會被拉進「保存狀態」和「激發」之中，以面對調節的挑戰。一個缺乏腹側迷走神經的自律神經系統將會面臨健康問題、在人際關係中遭受挫折，也會讓日常生活充滿痛苦。

參與階層

自律神經系統會指引我們的日常生活經驗，我們最先用以導航的是腹側迷走神經系統，並運用社交連結策略和社交溝通來進行共同調節。我們是有依賴性的社會性動物，在日常生活中的互惠人際關係對我們的生理和心理健康都是有益的。而當我們無法運用連結和溝通與他人產生友好的關係，自律神經系統就會從腹側迷走神經的安全狀態中轉而投入交感神經系統的戰鬥或逃跑反應。在交感神經狀態中，就會觸發衝突或逃避的策略以解決危險，從而回到腹側迷走神經調節的安全狀態。

在這兩個自律神經狀態之間進行回應與回到調節的循環，在日常生活中並不少見。當交感神經系統的動員策略沒有奏效，我們就會退回到演化發展上的最後一步——背側迷走神經癱瘓。因此，我們將與自己、他人、內在和外在的資源失去連結，在背側迷走神經不動反應中，我們只能等待，感受迷失，卻無法回到連結之中。

為了從背側迷走神經封閉中恢復，我們須要在演化發展上向前移動，透過交感神經系統能量的幫助回到腹側迷走神經的調節狀態。若缺乏充足的資源（內在能力、安全的外在環境、社會的支持），就會進入不斷的不動－動員－不動狀態的自律神經痛苦循環中。進入腹側迷走神經安全狀態的強烈渴望無法被滿足，只有絕望相伴。當系統逐漸找到方法離開背側迷走神經癱瘓，「混亂的時刻」就很有可能從交感神經系統的能量中升起。若這種適應性生存反應沒有促成連結，不論是連結自己或是他人，耗盡能量的動員反應又會回到保存能量的脫離癱瘓狀態。要想利用行動安全地離開癱瘓，在自律神經階層上往上攀升到社交連結，我們就必須感受到「在我們背上的手」，不論是真實還是想像的。

自律神經反應模式是花時間建立出來的，自律神經系統也是被經驗塑造的。為了反應連結和挑戰的經驗，我們發展出一套帶有反應偏好模式的個人神經剖面。認識反應和活化的模式是實踐多重迷走神經理論的第一步，有些個案很快就會進入動員狀態中，即便只是極小的失調，也可能是「對神經系統極大的挑戰」，因此個案的自律神經系統制定了一套生存反應。在這模式下的一位個案曾經告訴我：「當我的伴侶問我是否已經完成所有工作，我瞬間感受到一把火在我心裡升起。我認為如果他不能相信我做對了所有事，那他大可自己來。之後我的朋友跟我說他這樣只是一個『普通的』問題而已，即使這個問題顯示他很在乎我，我也無法用同樣的方式回應他。」其他的個案幾乎都不知不覺地從動員狀態進入癱瘓狀態，他們的自律神經系統在失去連結中喘息。其中一個具有相同回應的個案跟我分享了他的經驗：「我不知道要怎麼做一件其他人都做得很輕鬆的事，這可能是因為我的童年都在確保我能在夜晚存活下來。我沒有空閒學習一般人都已經學會的事情，現在我沒有可以活在這個日常世界的能力。當我感受到我的格格不入，我就癱瘓了。」

——練習——

詢問你的神經系統

透過以下三個問題和常見反應，我們一起來看看這三個自律神經活躍的狀態。請閱讀以下敘述，並思考你的自律神經系統會如何回應。

- **我的背側迷走神經系統占據優勢，當我**沒有選擇、感受到被困在一個情境裡、不被重視、遭到批評、感受到自己無關緊要、覺得我好像不屬於這裡。

- **我的交感神經系統闖入，當我**

在與時間賽跑、被忽略、感到困惑、被迫做出選擇或擱置一旁、處於衝突邊緣、感受到要對太多人和事負責。

- **我的腹側迷走神經甦醒，當我**

想到對我而言很重要的人、在大自然中、允許自己自主選擇、聽音樂、與我的狗一起享受寧靜的時光、站在星空下、踏進海水裡、跟孩子一起玩樂高、與朋友共享一壺茶。

Chapter 2

自律神經監測：神經覺

仔細聽，有一種聲音不使用文字。

——魯米（Rumi）

我們活在一個起始於我們自律神經狀態的故事，通過自律神經通路從身體輸送到大腦，並被大腦轉譯成指引我們日常生活的信念。心靈敘述了神經系統所熟知的事情，故事緊跟在狀態之後出現。

多重迷走神經理論造就了不同感知之間的重要區分，包含了覺察的程度和神經覺。神經覺是一種反射性本能，一旦觸發了切換自律神經狀態的線索，它就會行動，不需要覺察到線索的影響。神經覺形成了腸道的感受、心有所感的感覺與使我們在安全感和生存反應的光譜間移動的內隱感受。一般可能會認為神經覺是一種身體信號，「影響我們做出決定，以及無法明確意識到線索時的行為反應」。透過神經覺的處理，自律神經系統能更好的應付風險並採取行動。在不安全的神經覺下，我們可能會採取交感神經動員或背側迷走神經癱瘓的行動。至於在安全的神經覺下，交感神經動員或背側迷走神經癱瘓都被抑制了，腹側迷走神經掌控著身體，社交連結系統也活躍起來。

神經覺是一種難以言喻的經驗，它不只是自律神經系統對周遭環境線索做出的反應，也是對身體裡線索做出的反應。從內臟（心臟、肺、腸）而來的資訊、從我們所處環境而來的線索與周遭的人事物，都是神經覺的重要組成元件。在大腦理解並對經驗做出有意義的判斷之前，自律神經系統，也就是神經覺的處理過程，早已得知了情況且發出了回應。

神經覺的某些特徵深嵌在我們的神經系統裡，透過演化，一直攜帶著適應的策略，同時也是人類共享的經驗。對聲音的反應（振動和頻率）就是一個例子。音樂是一種我們有意識地與聲音連結的方式。由刺激特定生理狀態的曲調所組成，而組成方式則是可預期的。其他可觸發神經覺的方式各有不同，但都用以回應個人創傷和滋養的生命經驗。神經覺切換了我們的狀態、豐富了我們的經驗，也創造了自律神經反應。我們大多時候都不會察覺到刺激，但卻清楚知道身體的回應。曾有一個個案追蹤了她的自律神經反應並傳給我以下訊息：「我現在在店鋪裡，挑選剪貼簿的印章。我的心跳突然加速，血液也沸騰了起來。沒有人在我身邊，我也沒有發現任何可能的觸發者。這個現象來得快也去得快，真是怪了。」

神經覺形塑狀態，狀態形塑反應。從安全的神經覺可看出腹側迷走神經的性質和社交連結系統開始作用，我們可以連結、溝通和平靜的共同調節，交感神經和背側迷走神經系統的作用也被限制了。然而，在不安全的神經覺中，我們的能力被限制在交感神經系統動員的戰鬥或逃跑中，或背側迷走神經的不動癱瘓、封閉以及離開連結。當一個人處於危險或生命威脅的神經覺，就不能預期他能進行社交連結，因為此時，腹側迷走神經通路本身，即在生物機制上無法啟用。

這個自律神經監測系統的解剖學構造會是什麼？可能包括顳葉皮質、中腦導水管周圍灰質（PAG）、以及島葉。顳葉皮質（想像一下顳骨大致的位置）會對熟悉的臉孔、聲音和疑問的揮手有反應。顳葉皮質與杏仁核一起評估他人的舉動與意圖，例如：「這個人是否安全且值得信任？」PAG則是一塊古老的大腦結構，位於腦幹的最上層，它與交感神經系統、背側迷走神經運動核協調，以調節面對衝突、逃跑與不動的行為。島葉深藏在大腦皮質分開顳葉與前額葉的皺褶當中，它包含了內感受（我們生理的內在感受），或將內臟的感受帶到意識上。有可能這三個系統都包含在神經覺的處理過程中。

我們給神經覺的回應可以是私人或公開的，我們可能會感受到一些轉變，包括心跳、消化過程、咽喉的感覺，或某個沒有實際去做的內在衝動。轉變也可能是外在世界可見的，例如臉部表情、聲調、手勢或身體姿勢。雖然我們同樣都共享從安全到危險再到生命威脅的連續性，但行動卻是屬於每個人的經驗。因為自律神經系統是一個被經驗塑造的人際關係系統，因此每個人都會有自己的回應模式，都會經歷從安全到不安全的大型激烈反應，以及細小回應所帶來的微妙改變。運作良好時，神經覺會配對風險與自律神經狀態。當我們接收到危險的線索，我們會有所反應，接收到安全的線索時則會放鬆。但對許多個案而言，神經覺帶來的卻是錯誤的調頻，他們無法在安全的環境中可靠地抑制防衛系統。或者當他們處於一個有風險的環境中，卻無法正確地激發防衛系統。因為缺乏對神經覺的了解，這樣的錯誤配對就會令人不知所措，也可能使個案相信這些身體的反應如果不是非必要的就是不適當的。藉由學習追蹤神經覺的細微差別，並欣賞自律神經系統為了生存而採取的聆聽與行動方式，治療師就能用不同的觀點讓個案了解他們的行為和經驗。

個案的神經覺會不斷監測治療環境和自身與治療師的關係。治療師的目的在於為個案提供一個安全的處所，並成為一個對個案來說安全的對象。但總是會有個案無法接收到這類型訊息的時刻，如此一來，神經覺就會激發一個在自律神經經驗和治療師意圖之間的錯誤配對。在環境或治療中連結某些熟悉的東西、某些過往故事的體現，有時神經覺會突然甦醒並接管身體。在這種時候，這個環境是否安全？在我身體裡和周遭的呢？我的治療師會是一個可讓我恢復的資源抑或是威脅？這些都是由神經覺來回答的問題。

有兩條通路皆可通往安全和調節，一條是主動的，一條是被動的。主動的通路是投入腹側迷走神經的安全迴路，而被動的通路則是透過神經覺在意識之外運作。自律神經系統通過被動通路接收到穩定的資訊，這些資訊都在問一個問題：「在這個時刻、這個地方與這個人產生連結是否安全？」當神經覺回答了這個問題，自律神經系統就會做出行動以確保生存，也會切換自律神經狀態為去限制或支持社交連結。

自律神經的預期

多重迷走神經理論介紹了「生物學上的粗魯」（biological rudeness）這個概念。調頻失誤的經驗會發生在社交連結被干擾和神經覺從安全改變成危險的時候。在我們的個人生活以及專業世界中經常會發生生物學上的粗魯。有些會變成常態，例如過度使用手機。有位同事跟我說了一些關於她與朋友的經驗：「我們正在規劃一些計畫時她突然開始看她的手機，我瞬間感覺到我對她並不重要，跟她的關係不再安全，所以我想要消失。所有這一切發生的原因只是因為她看了她的手機。」不論這些時刻有多麼常見，我們的神經依然能感受到自律神經連結狀態的破裂。即便是我們描述為可理解的情況，仍舊會出現自律神經反應，這是因為「理解」是屬於大腦的，而不是神經系統的。

多重迷走神經理論描述這個神經預期的過程，與隨之而來的違背預期時的經驗過程。當預期的回應並沒有發生，我們就會經歷自律反應。如果預期是為了互相的連結，而結果卻不如預期，這個結果就是生物學上的粗魯，以及不安全的神經覺。但如果被創傷形塑過的自律神經預期受到違背時，會發生什麼事？如果治療師的回應並非個案的自律神經預期，又會發生什麼事？在這個情況下，「違反預期」是一個正面、良好的經驗，是一個必要的不認同經驗，打斷個案原本慣性的神經覺反應。在治療過程中，這些微小的時刻都是重要的事件，以這種方式不斷違反神經預期，在治療師－個案兩人之間就能影響個案的自律神經假設。當個案的神經系統開始以不同的方式預期，舊的故事將不再符合現況，就能開始探索全新的故事。

搜尋線索的神經覺

我們的眼睛會送出並搜尋安全的信號。在眼部周遭出現的魚尾紋就是我們搜尋安全線索的開始。我們可以感覺到眼睛送出安全或危險線索的力量，並透過各種測試方式來經驗神經覺反應。這個簡單的練習是一個能夠意識到神經覺的快速方法，也能夠意識到隨著眼神接觸，相關狀態發生了什麼細微的轉變。與你的同事試試以下測試：從互相盯著開始（眼神強烈、專注且帶著一點尖銳），接著，切換為看著對方（中性的，不透露太多資訊），最後再用溫柔的凝視作結（溫暖而邀請的）。在每一種眼神接觸的期間裡，注意你的神經覺正在送出什麼信號。啟用的是你的社交連結系統，還是防衛機制？你在自律神經階序上的哪一個位置？是腹側迷走神經、交感神經、還是背側迷走神經？詢問你的同事，在三種不同的眼神接觸中，他們的神經覺分別對他們送出了什麼訊息。

真誠的微笑與交際的微笑有什麼不同？真誠微笑時，眼睛會閉上一點，臉頰稍微抬起，眼睛周圍會有一些細紋。真誠的微笑會對旁人的自律神經系統送出安全的神經覺，邀請他們靠近。真誠的微笑會移動臉頰的肌肉（顴大肌）和使眼睛出現魚尾紋的肌肉（眼輪匝肌），讓臉部出現光彩；而交際的微笑則不會抬升臉部，眼睛也不會出現細紋，神經覺送出的訊息不是歡迎溝通，而是警告。

數億年前，當哺乳類出現在這個先前被爬蟲類統治的世界，中耳骨不再依附於顎骨，腹側迷走神經的神經則與調節中耳肌肉的神經融合成一體。這個重要的演化事件將處理聲音的能力與自律神經狀態綁在一起，從此，我們就因為身體結構的關係，能夠被特定的聲音頻率所安撫。低頻率的聲音和振動會送出生命威脅的神經覺、啟動對掠食者的警戒，以及背側迷走神經不動狀態的敏感度；而高頻率的聲音和振動則會發出危險的神經覺和交感神經系統動員狀態的反應。

聲音是最強的安全神經覺觸發者之一，自律神經系統認識韻律的特色——聲音的音樂。那並非文字本身，而是韻律的模式與伴隨聲音的頻率、長短和語氣，這些都能揭露我們的意圖。自律神經系統藉由神經覺聆聽隱藏在文字之下安全與友誼的聲音。

「比起理解我們的神經系統需要什麼來感受到安全，我們更專注於處理那些威脅或傷害我們的人事物」。為了創造安全的神經覺，我們必須具備兩個要素：解決危險的線索，以及帶來安全的線索。解決危險的線索絕對是一個重要的關鍵，若缺乏這一步，神經覺就會持續激發防衛的生存反應。然而，一個沒有安全線索的環境可能依然是一個缺乏必要要素以刺激安全神經覺的環境。什麼會是能使自律神經系統離開危險神經覺的線索，使其完全進入支持好奇心、創意、連結和熱忱的安全神經覺？不斷有機會進行共同調節、建立於互惠之上的可靠人際關係，以及花時間和安全的人一起投入共享的活動，都是激發安全神經覺的重要要素。

探索神經覺的A、B、C、D

自律神經反應是一件一直在發生的事，我們的自律神經系統不斷在評估風險，也為了我們的生存而反應。在意識之下，我們就是隨著神經覺的浪潮漂浮。

對自律神經反應的察覺會將感知的影響加到神經覺的經驗中。隨著意識的加入，我們從「身在其中」變成「與神經覺同行」，也帶入觀察者的能量來干預根深蒂固的回應通路。如果沒有干預，舊模式的拉力就會讓我們持續在自律神經階序上往下掉落，遠離安全的神經覺。當我們經歷過了意識的影響，就能有意識的轉向自我同理邁進。

與自我同理連結，我們就進入了一個可以交朋友的地方。我們也許會待在這裡，提供向內的好意與關心，這些都能帶我們回到讓我們覺得安全的腹側迷走神經狀態。從自我同理的立場，我們也能開始有好奇心，如此一來就會形成自然的欲望，讓我們可以更深層的探索我們習慣神經覺迴路。

深入好奇與主動的自我探索帶給我們可能性，好奇心被稱做心的直覺開端。在腹側迷走神經的洪流中，選項和結果都是無限的。這裡是可能發生調節、提供資源、互惠、重新連結、重新設計和重新說故事的地方！

找尋你對於家的自律神經感知

我們的身體知道他們屬於這裡，是我們的心智使我們的生命如此無家可歸。

——約翰・歐唐納休（John O'Donohue）

神經覺對我們送出安全的訊息：我們在我們的歸屬之地，我們就在家裡。我們的心靈可能會不同意這些訊息，甚至想要其他訊息成真。我們可以試著說自己進入或脫離某個人事物，但我們的自律神經系統透過神經覺的方式，它才有最終的發言權。對我而言，我的根被種在海邊的土壤裡好幾個世代，海就是我節奏的一部分。當我旅行到遠離海的地方，我的神經系統會提醒我，我並不在家。當我回到水裡，我的心中就充滿了如釋重負的感覺。你的自律神經系統告訴你安全和屬於家的地方在哪裡呢？

Chapter 3

纏繞而成的連結

最適合的也許同時也是最溫柔的，因為互相幫助與合作通常是生存的必要條件。

——迪奧多西．多布詹斯基（Theodosius Dobzhansky）

我們天生就是社會性的動物，我們的天性就是與他人互動並建立關係。打從生命的開始，我們就本能地看向母親的臉龐，直到離開世界的那一刻，我們都須要不斷調整與他人的關係。多重迷走神經理論描述自律神經的安全感為「依附的前言」，透過共同調節，就能形成安全感的基礎，從而產生依附關係。共同調節創造了安全感的生理基礎，支持心理安全的故事引導我們能夠進行社交連結，兩個個體的自律神經系統在共同創造的連結經驗中就能找到安全感。

以下的甜蜜故事是我的同事與我分享的，它完美地敘述了連結的力量。

伊莉絲是我兩歲大的女兒，她最近開始用麥克筆畫畫。她會畫鳥、魚、鯨魚，雖然這些東西全都看起來像有著小巧臉龐的橢圓形，不過她知道什麼是什麼。一天早晨，她畫了一隻鯨魚並對我說：「這隻鯨魚很難過。」我問她這隻鯨魚需要什麼來讓心情好一些？她說：「牠需要其他隻鯨魚看著牠。」接著她想要我畫其他隻鯨魚來看著這隻哀傷的鯨魚。我問她現在這隻鯨魚感覺怎麼樣？她說：「牠感到好多了。」我忍不住被人類的直覺智慧所驚艷，因為我發現我們知道要在他人身上尋求安全感。自那以後，伊莉絲就畫了許多需要被其他動物看著的動物，我們用兩歲小孩的方式討論如果我們能看見其他人充滿愛的臉龐，將帶給我們多大的幫助，以及我們該如何在他人感到傷心、寂寞或受傷時給予他們安全感。

共同調節是正向人際關係的核心，包括工作上的同伴、持續的友誼、親密的伴侶。如果在童年時錯過了與他人共同調節的機會，我們就會在成年的關係中感受到童年所失落的經驗。不論是替代性經驗（傷害行為）或遺漏性經驗（缺乏關愛）的創傷，都會使共同調節變得很危險，也會干擾共同調節技巧的發展。在不得已的情況下，自律神經系統會被形塑為獨立調節。個案通常會說他們須要連結，但在他們的生命經驗中，沒有人能給予他們安全感，因此過了一段時間之後也就不再尋找了。以多重迷走神經的觀點來看，我們知道，雖然他們不再明確尋找安全感，也找到他們自己的方式導航，但他們的自律神經系統對共同調節的渴望其實從未止息。

缺乏了連結的機會，我們的神經系統就會帶著挫折。我們的寂寞使我們痛苦，孤獨的人因為身體狀況和心理問題而受苦，這些問題包括免疫功能低下、心臟疾病和憂鬱，所有問題都與自律神經的功能有關。感到孤獨時，有時會促使我們向外尋求，孤獨也會使我們對潛在的威脅更加小心翼翼，而交感神經釋放的皮質醇量也會增加，並且更加活躍。一個孤獨的人不只會感到不快樂，同時也會沒有安全感。孤獨會觸發不安全的神經覺，使自律防衛系統活躍起來。長期的孤獨會持續送出危險的訊息，自律神經系統就會被鎖定在生存模式。

多重迷走神經理論展示了共同調節是建立安全感的必要條件，我們的生理狀況會因為與他人連結而被調節。共同調節的連結會創造對這個世界的歸屬感和安全感，當連結的生物基本需求無法被滿足，我們就會受苦，一旦我們受苦，就會導致自律神經反應。這有可能是因為交感神經系統透過動員狀態（用干擾、爭執、打鬥以獲得他人注意）向外尋求，或是因為背側迷走神經處於封閉狀態（沉默、疏離或孤立）。個案感到孤獨與失調時，你看見的部分自律神經生存策略是什麼？

對大多數人來說，在他們的生命中，共同調節的經驗一直都是缺失的。對於童年有創傷經驗的個案而言，缺乏歸屬感是家常便飯，感到孤獨也是熟悉的自律神經經驗。與治療師面談的時刻可能是一週中唯一一次可能達成共同調節的時刻，治療師因此對調節個案的自律神經狀態，以及給予可靠的腹側迷走神經能量身負重任。在治療過程中，一個關鍵的部分是對個案伸出援手並提供安全的線索，邀請他們進入安全的腹側迷走神經連結中。當兩個自律神經系統開始在腹側迷走神經連結中共同調節，就會形成一個回饋的迴路，創造出增加迷走神經張力的上升螺旋。對個案來說，這些經驗就能使他開始建立新的自律神經模式，而新的模式就會展開新的故事。

在人際關係中互惠

互惠是自律神經系統中一個重要的調節者。在拉丁文裡，**互惠**（reciprocus）意味著「回到同樣的路上」或「交替的」。「互惠、給予與接受的角色的自發交替，都是強大關係的正向特色。反過來說，缺乏互惠的特質通常代表了一段苦難和脆弱的關係」。互惠是在人與人之間創造兩個自律神經系統來回溝通的連結，同時也是真心聆聽與回應的經驗。我們在互惠的經驗中獲得滋養、感受好與壞的時刻、給予和接受、調和以及共振。我們在身體和故事裡感受到關心與被關心的方式，為我們帶來了幸福。

互惠是一種思考動態人際關係的方式，在不斷互惠往來中，何處會使得一段關係失敗？我們可以藉由衡量幾段各別的互動方式，例如輪流說話、說話與聆聽「雙向通道」的品質，來看待互惠的互動。但各別的時刻不會告訴我們關於一段關係的完整故事，對話的情境往往會干擾關係的平衡。其中一個人可能在那個時刻有更多的需求，另一個則給予調節的能量，直到他們回到互惠的關係中。當我們提供並接收到同等的心意，關心的話語會是很甜蜜的。不過，當我們觀察關係中的互惠一段時間後，心中會浮現幾個問題：互惠的關係是否是一個持續不斷的邀請？這段關係是否滋養了連結的感覺？這段關係是對等的嗎？

在大多數關係中，關係的天秤會暫時傾斜、回到平衡，而後再次傾斜，這種關係的循環會自然地拓展關係的深度。但在其他關係中，天秤更常處於不平衡的狀態，其中一方的需求似乎永遠都優先於另一方的。一段一直缺乏互惠的關係就像是被榨乾了一樣。有時因為一些事故或疾病，天秤的干擾會延續下去，關係的平衡也會永久改變，雙向的互惠性將被特定單向的給予所取代。

記住，互惠性需要身體—心靈的能力來重新創造互惠時刻的記憶並使其恢復生機，治療師可以幫助個案辨識連結的時刻，並刻意將這些時刻帶回給他。對於有少數互惠實際經驗的個案來說，他們對互惠有想像的基礎。治療師可以幫助這類個案想像互惠的經驗並重現它們，不論是記得的或想像的互惠練習，都可以投入自律神經系統內在的驅力以達成連結與共同調節。回想和想像互惠的時刻都可以抑制自律防衛系統，並激發腹側迷走神經系統移向安全與連結。因為這些都是內在的實驗，互惠的練習可以在個人心裡獨自完成（沒錯看起來有點矛盾），它可以在個案失去連結，並感受到危險的自律神經感覺時做。對於沒有可靠社會支持網絡的個案來說，當有需要或身邊沒有安全的人，這些練習提供了一個產生連結經驗的方法。人們可以投入這些練習以開始建構互惠的資源。

在非洲的班圖語系中，*ubuntu* 的意思是只有透過他人，一個人才能成為一個人。我是人，因為我歸屬於人。數十年研究的成果告訴我們，與社會連結分離、隔絕於其他人，是一個會影響人們一生身心健康的風險因素。與社會失去連結、被社會隔絕，都會激發與生理受傷相同的痛苦通路。對於這件事，我們會說：我們心痛或心碎、我們感覺很痛、我們被痛苦折磨。隨著時間過去，孤獨的自律神經系統會形成慣性的防衛適應模式，造成無法獲得安全感的生理狀態。人類共通的經驗是有他人陪在身邊時感到心安，孤獨時感到痛苦。我們活在一個鼓勵我們自主和獨立的文化下，但必須記得的是，我們生來就須要活在連結之中。

第一部分　總結

希望是雖然身處黑暗，卻仍能看見光芒。

——戴斯蒙・圖圖（Desmond Tutu）

當個案因為身體的保護模式而被關在失去連結的經驗中，多重迷走神經理論為治療師帶來了希望。透過這個「連結的科學」，自律神經系統可以朝安全和連結的方向進行重塑。社交連結系統正等著被喚醒以向下調節進入適應的生存回應。迷走神經剎車其實並無缺損，所謂的

「失能」並非結構的一部分，而是一個練習的安全機會。

自律神經調節是生理與心理健康的一個必要條件。「幾乎在人類投入所有功能中，都有自律神經狀態的元素」。創傷會影響自律調節、長期激發防衛系統，如此將持續影響一個人創造和維持有益人際關係的能力，結果通常就會導致缺乏社會的支持。缺乏了社會的支持，自律神經系統就會感受到危險而遠離連結，進入保護反應的狀態中。在個案身上經常會發現這樣的回饋迴路會製造出慣性的反應模式。將多重迷走神經系統帶入治療中，就可以幫助個案辨別他們現在的反應模式，並理解這些反應模式都是被環境塑造出來的。

我們在日常生活中經常在自律神經階序上下移動，經過了一整天後，我們會頻繁地經歷這條路線。組成我們生活的各種人際關係和連結，通常會有混亂的自律能量，我們的目標是讓自律神經反應的階序具備充分的彈性。

離開缺乏而進入富足，是一項強大的改變。從多重迷走神經的觀點來看，這意味著離開交感神經和背側迷走神經的生存反應，改進入腹側迷走神經調節的基礎。在這個神經基礎下，不論我們多頻繁、多無可避免的被拉入防衛狀態，都仍然可以感受到腹側迷走神經狀態的穩定、安全和富足。

透過多重迷走神經理論，我們將熟悉於形塑日常生活經驗的神經處理過程。在具備了多重迷走神經理論的基礎認識之後，現在我們可以將焦點轉到探索可重新設計神經系統模式的練習上。支持自律神精調節的治療（干預）、投入社交連結系統與使保護反應平靜下來，都應該會帶來強力的衝擊。多重迷走神經理論提供治療師一個重塑神經系統的指引，也幫助個案離開慣性的保護模式，進入連結的新模式之中。

第二部分

繪製神經系統的地圖

一個好的製圖師必須同時是科學家和藝術家。

——艾爾文・約瑟夫斯・拉茲（Erwin Josephus Raisz）

在缺乏地圖的情況下，要想像世界的樣貌是很困難的事。人類繪製地圖的歷史已有數個世紀之久，在西元前八千年的巴比倫，人們繪製出天空和星辰的地圖。在後世人們的記憶中，有西元六世紀希臘哲學家阿納克希曼德（Anaximander）繪製了當時已知世界地圖的印象。Google地圖在二〇〇五年發布，現代人幾乎都會使用電子裝置來檢視抵達目的地的最佳路徑。在所有文化中，人們都會使用地圖，當我們分享地圖，我們就能處在「同一頁上」。當我們迷路，我們可以使用地圖來找到回家的路。有了自律神經地圖，家就會是安全的腹側迷走神經狀態，位於自律神經階序的最上層。

個案對於他們的神經科學狀態很感興趣，想要了解「他們用以行駛於生活中的載具」如何運作。成人與孩童對於學習自律神經系統的三個基石都很感興趣，繪製自律神經地圖的目的在於讓個案用身體詳述反應、信念、情感和行為的方式，以闡明他們從三種活躍的狀態中——安全、危險、生命威脅——看世界的經驗。用繪製地圖的方式，個案就能了解他們的個人投入和活躍的剖面（profile），邁進創造安全和穩定身體感覺的第一步。

透過繪製地圖的過程，治療師和個案都能理解個案專屬的自律神經剖面，並與初始治療階段做搭配。繪製地圖將左右腦的能力結合在了一起，有了自律狀態的具體感（右腦的能力），再將語言加入經驗中（左腦的能力）。繪製三張地圖成了在治療工作中，個案自律神經系統的實際樣貌，這些地圖能幫助引導臨床工作。因為是在腹側迷走神經狀態的支持下重新塑造連結模式，並抑制交感神經狀態或背側迷走神經的反應，因此分辨個案的自律狀態在治療過程中是一件很重要的事。

地圖能夠幫助個案知道他們在何種自律神經階序上，是一件強而有力的工具。個案會把地圖貼在冰箱上，或放在皮夾、口袋裡。練習時，個案會開始在腦海裡描繪他們的地圖，並運用心裡的地圖把自己放在自律神經階序上。這就很像一個孩童，儘管才四歲，也能夠運用類似地圖的模型，這就使得繪製自律地圖成為治療孩童和家庭的一項有用工具。創造一個自律的「家族語言」能在家族體系裡、家族治療時協助處理無可避免的混亂場面。伴侶則可用他們的地圖來探索讓他們經常須要來治療的失調經驗。當我們在一張自律神經地圖上看到調節障礙的狀態，我們就知道並非有人不願意呈現自己的狀態，而是受到了神經狀態的影響。地圖同樣讓我們能夠意識到自律親密的時刻，因腹側迷走神經調和而出現甜蜜的共享時刻。

繪製地圖能建立自主意識的習慣，基礎的繪製程序包含了三張地圖：個人剖面地圖、觸發者與微光地圖，以及調節資源地圖。

地圖一，個人剖面地圖是一張基礎地圖，揭露一個問題：「我是誰？」有了這張地圖，個案就能辨別他們在自律神經階序上所處的位置。這張地圖賦予個案認知自律神精狀態基礎且必要的技能。個案可以利用個人剖面地圖描述他們在各個狀態下的身體、思想、感受和行為之間的不同。

地圖二，觸發者與微光地圖。這張地圖可以幫助個案回答一些至關重要的問題：「是什麼將我帶到這裡？」觸發者會被辨別為那些會刺激交感神經與背側迷走神經的人事物，而微光則會是腹側迷走神經被點亮的時刻。認知這兩者是很重要的事，治療創傷生存者時，治療師可能會陷入在專注調節失衡的循環。因為大腦有內建負面傾向，所以要注意安全連結的微小時刻，否則個案會直接忽略那些時刻，無法理解自律調節的益處。

地圖三，調節資源地圖，這是在程序中的最後一張地圖，它問到：「我要如何找到回去腹側迷走神經調節的路？」我們對個人自主與人際互動的調節都有潛力和需求，而這張地圖就是設計來辨識在這兩種類別中的資源。生命經驗形塑了個案的自律神經系統，他們的反應是傾向於只依賴其中一種調節，而非兩種都依賴。調節資源地圖讓個案能夠注意到個人自主與人際互動資源的存在與缺乏，這樣的轉變使他們能夠建立新的調節通路。

在階梯上的生活

打從你來到這個世界的那一刻，一個你可能可以超越的階梯就已經置於你面前。

——魯米（Rumi）

在先前章節「給初學者的導覽」中，我使用了階梯的概念來呈現（見第二十五頁）最初的繪製程序。階梯的意象可以聯想到安全感的轉換，在階梯上下移動，不要飛越鴻溝，但要穩定地從一階攀升到另一階。階梯永遠都會碰觸到地面，且提供一個安全的方法，讓人抵達更高的地方。因此，背側迷走神經的演化根基在此也可視為階梯的根基，往上攀升能帶我們通過充滿能量的交感神經狀態，並進入社交連結的腹側迷走神經狀態。個案會發現「你在階梯上何處？」的問題很好回答。同時也會發現用「在階梯上向上或向下」的意象來追蹤狀態的轉變非常容易。階梯地圖易於與他人分享，並創造一個對自律神經狀態的共通理解。

使用在階梯上往上或往下的不同進展，並非是在暗示任何好或壞，而是意在呈現階層和監督腹側迷走神經狀態如何維持體內平衡。藉由我在臨床工作和教學的經驗，我遇過許多有懼高症的人，我發現在這些人身上，階梯的意象會令他們不安。有位同事很有創意地幫助她的個案畫出階梯的最上層比最底層還要寬。另一位同事則將階梯的意象轉向她自己，在維持階層的同

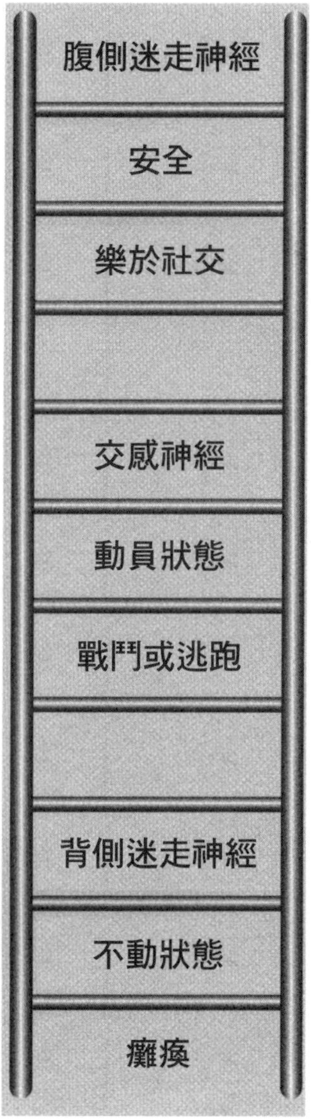

腹側迷走神經

安全

樂於社交

交感神經

動員狀態

戰鬥或逃跑

背側迷走神經

不動狀態

癱瘓

時，將「上下」的概念改成「前後」。

在這些地圖上，階梯被分為三個部分。每個部分都代表了一個自律神經狀態（腹側迷走神經在最上層、交感神經在中間、背側迷走神經在最下層），其中也包含了數個階層，用以描繪在每個狀態中反應的範圍，以及在狀態間移動的進展。這三個地圖使用了多重迷走神經理論的術語來標示自律狀態：腹側迷走神經（安全、樂於社交）、交感神經（動員狀態、戰鬥、逃跑）、背側迷走神經（不動狀態、癱瘓）。對個案而言，擁有自己的筆記和能夠輕鬆談論這些自律經驗的方式非常重要，因此每個地圖的部分也需要有空間能讓個案創造自己的標籤。

Chapter 4

個人剖面地圖

個人剖面地圖讓個案能夠找到方法進入自律意識中，也將意識帶入沒有文字可以形容的神經覺。一旦個案創造了屬於自己的地圖，他們就能依靠地圖回到最初的問題：「我在地圖上的何處？」

繪製地圖是用以維持腹側迷走神經的「臨界質量（critical mass）」，使個案可以安全地激發交感神經和背側迷走神經狀態，並保持在這些狀態中，但不被這些狀態所束縛，同時能夠自由切換成不同的狀態。治療師要支持個案用腹側迷走神經的能量進行共同調節，以安全地遊走於不同的自律神經狀態之間。即便地圖是個案親手繪製的，過程仍然很兩極，因為在狀態間的轉換對許多個案來說非常困難，有可能會導致調節失衡的時期擴張。因此治療師對個案釋出安全的自律神經線索就是非常重要的一件事，它能創造交友的共享經驗。

完成個人剖面地圖

我們可以從一張空白的個人剖面地圖與一些彩色筆開始（模板在第二五一頁）畫起，這張地圖可以用原子筆或鉛筆來畫，但我個人比較喜歡在繪製的過程中加入更多色彩。顏色是我們學習如何分辨物件的第一種方法，也有許多研究顯示，色彩能刺激生理上的醒覺作用，並產生心理上的效果。用麥克筆彩繪能讓青少年與成人放下日常生活的習慣，

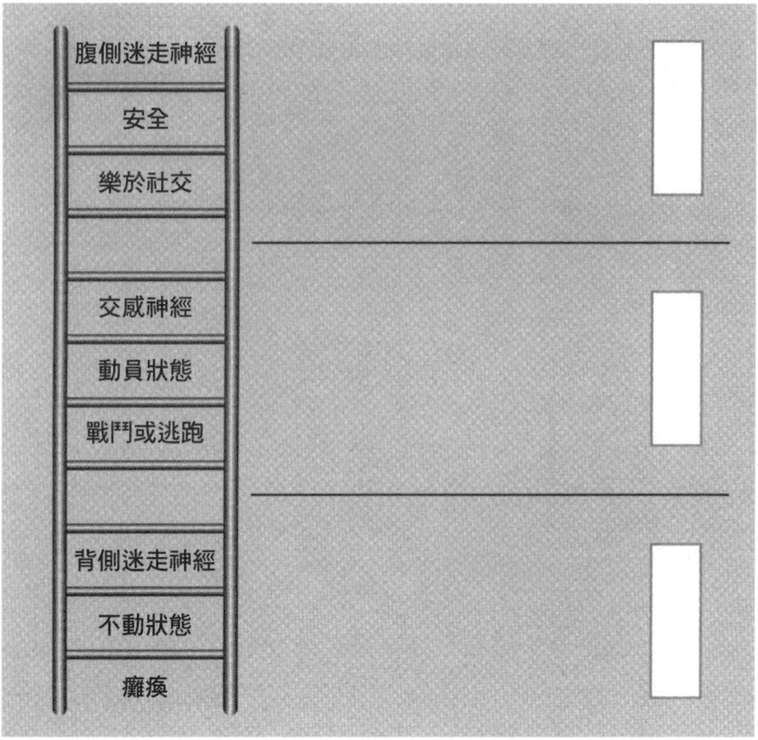

腹側迷走神經
安全
樂於社交

交感神經
動員狀態
戰鬥或逃跑

背側迷走神經
不動狀態
癱瘓

打破使用原子筆、鉛筆或打字的常態模式。提供有顏色的麥克筆能讓個案專注於繪製地圖的方式，使這整件事不只是一個察覺上下移動的練習而已，還能邀請他們從另一個不同的角度來經驗這件事。對孩童來說，他們尚未以成人的方式做事，蠟筆與麥克筆仍然與創意相連在一起。

當你的個案開始繪製每個部分，邀請他們選擇能夠代表每個狀態的顏色來回答這個問題：「哪個顏色能夠讓你繪製出交感神經的危險、背側迷走神經的生命威脅，以及腹側迷走神經的安全？」這是一個練習的機會，讓人調整為能夠接收自律狀態資訊的模式，而非順從顏色的認知故事，並經考量後做出自律資訊的選擇。要注意的是，經過幫助數百人創造他們的地圖後，我觀察到，灰色或黑色通常會是繪製背側迷走神經的選擇，紅色是交感神經，藍色或綠色則是腹側迷走神經。

在繪製地圖的過程中，各個狀態都會在繪製它時被激發，因此以腹側迷走神經的「安全和樂於社交」來作為繪製的收尾很重要，因為這就是我們想要個案在這次練習中積極體驗的自律神經狀態。從交感神經切換到背側迷走神經是在自律神經階序中由上往下移動，也是對大部分個案來說相當熟悉的一條通路。完成了背側迷走神經的部分後，用填滿腹側迷走神經的方式作結。從背側迷走神經轉換到腹側迷走神經是更具挑戰性的，也須要動員交感神經，為了支持個案調節回到腹側迷走神經，你可以引導個案調整呼吸以回復能量（吐息通常是系統正在尋求調節的徵兆）；提供社交連結系統正在找尋的線索（溫暖的音調、雙眼凝視，或是傾斜身體來發出連結的信號），離開背側迷走神經時，順序分別是癱瘓、動員交感神經系統的狀態、回到腹側迷走神經連結中。

繪製一個包含激發的狀態並記錄下這個狀態的性質。當我們必須要激發交感神經和背側迷走神經來繪製地圖，只要幫助你的個案恰好能激發這個狀態來滴定此經驗即可。而面對腹側迷走神經時，邀請你的個案感受「從身體核心到每一寸皮膚的感覺」以完全體現腹側迷走神經。請你的個案感受這個體現的經驗（神經覺），再將這個經驗帶到意識上（皮質知覺）。也請個案專注在思考、感受、身體的回應，以及行為上：「在每個狀態的欄位中寫下感覺像什麼、看起來像什麼、聽起來像什麼。你的身體裡發生了什麼事？你做了什麼？你感覺到什麼？你想了什麼、說了什麼？」

當你從繪製地圖中抓到感覺，你就會找到專屬於你的語言來指引這個過程。當你例行地向個案介紹地圖的繪製，你就能更加輕鬆地用文字來適當地激發個案的每個狀態。為了幫助整個過程能順暢進行，以下是一些我經常在每個階段中使用的引言。

交感神經系統：還記得你感受到交感神經的動員能量流經全身上下的時候嗎？你可能會感覺有太多能量在你身上流竄，讓你很不安，也許甚至是壓倒性的難以控制。你可能會想：「再多一件事就會讓我跌落懸崖！」現在，讓它就此在你的心靈和身體裡打

住，接著開始在你的地圖上繪製它。

背側迷走神經：想著曾經讓你感受到失去連結的背側迷走神經，那是一種癱瘓的感覺，沒有足夠的能量讓你的系統運作。如果你在一個人滿為患的房間裡，感覺也許就會像有道玻璃擋在你與人群之間，你可以看到但無法接觸到他們。你可能會感覺到心灰意冷，難以找到希望。只讓一點點這樣的能量進入你的身心，只要剛好足夠能夠感覺到它即可。現在可以開始繪製它了。

腹側迷走神經：想著你曾經感受到腹側迷走神經的能量流竄在你心中的感覺，那是一種萬事順利的感覺，雖不完全完美或美好，但很順利。這個世界足夠安全，你可以舒適地在裡頭穿梭。讓這個時刻恢復活力，並讓它充滿你，從你的核心到你的皮膚。當它完全甦醒，你就可以開始繪製它了。

當個案正在繪製地圖，請他們注意自己的睡眠、飲食和使用物品的方式是如何影響到每一個欄位的。

當個案完成了每一個欄位，請他們完成以下兩個句子：「我是……」與「這個世界是……」，這兩個句子會呈現他們對每個狀態的核心信念，雖然沒有新的體悟，但個案通常會對自己產生新的看法。

當完成繪製地圖的練習後，請個案按照繪製地圖的順序與你分享每個部分：從交感神經到背側迷走神經，再以腹側迷走神經作結。與你的個案一起在地圖上逛逛，就能知道他們認定的身體、行為、信念標的是如何。在這個過程中，你和你的個案都能感受到狀態的切換，可以一起發掘在狀態之間移動的難處或彈性。當你維持好奇、同理與積極投入個案的共同連結，這就是腹側迷走神經進行連結的時刻。

有些個案會難以找到腹側迷走神經調節的時刻，他們可能相信自己的神經系統缺乏腹側迷走神經的能量。其中一位跟我說，她確信她的迷走神經已經損壞了！在當前這個時刻，調和你與個案的連結，可以成為腹側迷走神經恢復生機並安全進行社交連結的起點。你可以問：「現在，在我們之間，在這個安全的地方，你的自律神經系統告訴了你什麼？」與寵物連結是找到腹側迷走神經安全感的另一個方法，與一個令人寵愛的動物連結能帶來腹側迷走神經的反應。研究顯示，當人們與飼養的狗相處，人類過高的心律會受到調節。身處大自然中也會讓腹側迷走神經恢復生機，已有研究表明，一個人與大自然的關係跟幸福感有極大的關聯，待在自然環境中會降低壓力（測量皮質醇濃度），對心理健康的影響也是正面的。當關係成為調節失衡的源頭，大自然是一條可以找到腹側迷走神經時刻以繪製地圖的途徑。

使用個人剖面地圖來幫助個案思考哪個狀態最常引導他們的日常生活。是一個驚慌、過度警戒的交感神經反應，或一個遲鈍的、不反應的背側迷走神經反應？對某些個案來說，腹側迷走神經反應和交感神經反應的分界是他們相當熟稔的點，缺乏了交感神經的警覺性，他們就會感到不安全。對其他個案來說，在背側迷走神經上失去連結的滋味是他們習以為常的；對許多個案而言，起始點是「謹慎嘗試」腹側迷走神經的能量，雖然他們的神經系統並未接觸到，但也逐漸習慣安全的狀態。個案在自律神經階序上的位置可以指引你們的面談，在交感神經或背側迷走神經狀態裡，他們的自律神經系統維持鎖定在生存故事中，而腹側迷走神經狀態則給予連結，系統也開啟了改變的可能性。一旦個案可以繪製他們的自律狀態，搭配自律神經的觀點就能評估安全感和風險。接近面談的尾聲時，萬一治療面談給予個案的安全感不足，使他縮回先前的狀態中，問他：「你在地圖上的何處？」能讓你有效地衡量怎麼做能幫助到個案。

有時個案會因為一個單純的慾望而行動，有時他們的行為則是被無法滿足地需求驅使，因此，知道他們在地圖上的何處能給你有益的資訊，思考「要不要投入？」記住，狀態創造故事，決定是否投入可能取決於腹側迷走神經刺激而出的慾望，驅使個案與他人連結，或者也許是來自交感神經對於孤獨的焦慮所形成的慾望也不一定。一個是創造友誼和互惠的故事，另一個則因為故事而不擇手段地尋求連結。在這個問題的反面，不連結的決定也可能是腹側迷走神經發現在日落時閱讀一本書的快樂經驗與自我關切的故事，或者也可能是背側迷走神經絕望的經驗與在人群中格格不入的故事。

剛開始治療新個案時，先完成個人剖面地圖會對你的治療非常有幫助。向正在治療的個案介紹多重迷走神經理論時，個人剖面地圖也會是一個很好的起始點，個案得以透過繪製地圖來從許多不同面相認識自己。在繪製個人剖面地圖的過程中，個案將學會如何客觀、中立地看待自己的經驗、將調節失衡視作保護自己的機制，也將連結的需求視為普通人的需求。

有位同事與我分享了他與個案在繪製地圖時發生的故事。

我已經為一個五年級的女生進行諮商一段時間，她的父母最近離婚了，他們想要她可以有個說話的對象。我最近帶她認識了多重迷走神經理論，也繪製了她自律神經系統三個階段的地圖。在我們的下個面談中，我問她在上個星期裡，是否有試著去留意她的自律神經狀態。她回答，她獨自坐在餐廳裡桌子的最尾端，而朋友都坐在另一張桌子旁。當她注意到自己很孤單，她問自己現在是否處於背側迷走神經的狀態中，因為她只有獨自一人。她思考著自己的自律神經反應，決定要待在腹側迷走神經的狀態裡，然後她就不再對現在的處境感到反感了。

Chapter 5

觸發者與微光地圖

許多系統已深入我們的社群中，尤其是學校和工作場所，而在發展自律神經系統時，在日常生活中會指引我們參與和脫離的作用，其結果就是不重視個體的自律安全需求。在社會環境中，「一種尺寸適合所有人」的想法成為準則，被認定為符合規範的行為就會被視為適當且理所當然的。為了符合規範，我們可能會感覺到危險線索的存在，以及缺乏安全的線索，當自律生存的反應凌駕於社交連結系統的能力，就不可能與他人進行共同調節。如果沒有自律神經系統的視角，潛在的自律狀態會造成無法符合社會模板，而這些人會被判定為不合群，並且會因為大眾「如果他們想，就可以改變自己的行為」的信念而遭到責難。缺乏敏感度的社會系統指責不符合社會模板的人，讓他們產生了羞愧感，並進一步加深了自律神經調節失衡的問題，最後演變成一個關於**誰**的故事，而非**如何**或**為什麼**。

第二個地圖工具是觸發者與微光地圖，這張地圖將注意力轉向活躍和調節的時刻。我們將**觸發者**定義為會激發交感神經和背側迷走神經防衛狀態的危險線索，而**微光**則是從健康、成長和恢復的腹側迷走神經狀態中出現的安全線索。為了生存，我們須要準確的認知，以識別幫助我們和會傷害我們的經驗。記住，只除去危險的線索是不夠的，我們還必須感受到安全的線索，這張地圖的繪製過程就會聚焦在個案於三個狀態中的經驗。

本張地圖，也就是在這系列中的第二張地圖，是設計來幫助個案學習什麼會激發特定的狀態切換，使個案能夠開始思考他們的自律經驗也許是可以規律預測的。有了可預測性，個案就不再會認為處於好的狀態都是出自命運的憐憫。這張地圖會讓個案平時認為是「剛好發生」的狀況變得一切都有跡可循，當個案察覺在每個狀態中都有某些催化因素（原因），他們就能循序漸進地察覺他們在狀態之間的移動（結果）。有因才有果，探索「為什麼」會帶來一點觀察者能量，在後續思考自律神經狀態時就能變得更簡單。

觸發者

辨識觸發者是一個能夠離開「我是誰」的自我批判故事的方式，從而開始好奇「我是如何反應」。在繪製地圖的練習中，觸發者可以被辨識，並且與一個自律神經狀態相連結。觸發者會在迷走神經剎車無法放鬆、重新連結與維持腹側迷走神經調節時出現。觸發者是神經遭遇對其系統彈性而言挑戰過大的結果，它們會帶來危險或威脅生命的神經覺，而自律神經系統則激發了生存的反應。這些危險的線索會觸發交感神經的動員狀態或使背側迷走神經封閉。

微光

腹側迷走神經系統指引了我們的微光經驗。安全的神經覺會創造出放鬆的可能性，進入與自己、他人或環境連結的時刻。安全線索帶來的微光通常會在激發腹側迷走神經的微小時刻感受到，微光可以幫助平復處於生存模式

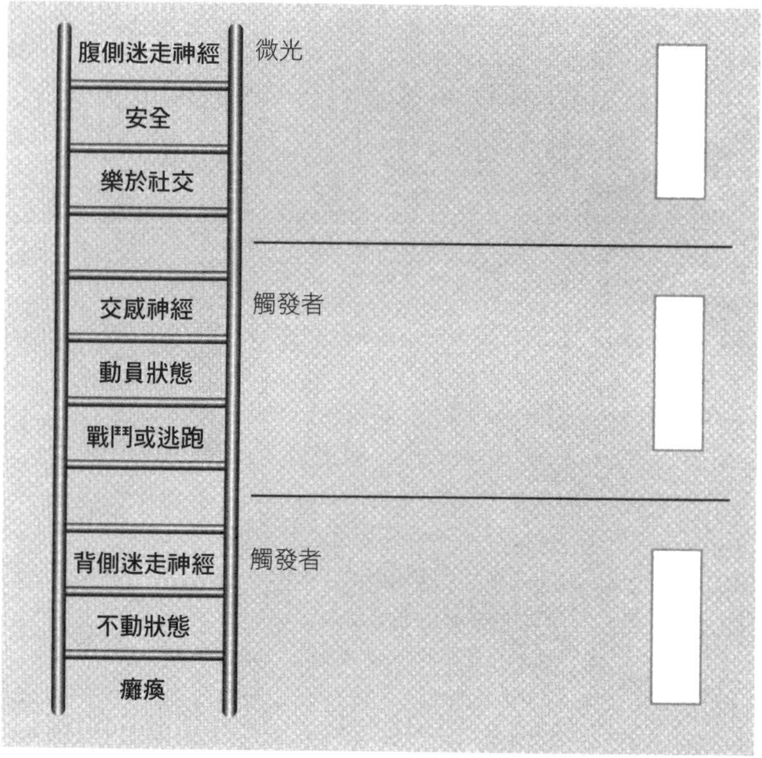

腹側迷走神經
安全
樂於社交

交感神經
動員狀態
戰鬥或逃跑

背側迷走神經
不動狀態
癱瘓

微光

觸發者

觸發者

的神經系統，也促使它回到自律調節之中。寇科（Kok）與其同僚的研究顯示，即便正向情緒的經驗很短暫，也仍然可以建立長期而持久的資源。將焦點轉移到那些微小的時刻，可以將系統推至轉捩點，而許多微小的時刻集結在一起，也許足以成為自律切換的關鍵。

完成觸發者與微光地圖

觸發者與微光地圖（模板在第二五三頁）使用了與個人剖面地圖相同的階梯模板，在腹側迷走神經的欄位上增加了微光的標籤，也在交感神經與背側迷走神經的欄位上增加了「觸發者」的標籤。這張在繪製程序上的第二張地圖，在個人剖面地圖之後，立基在個案剛開始理解他們三個自律狀態的經驗之上。這個繪製地圖的練習讓個案專注於理解身體、環境與人際關係發生了什麼事才導致自律神經狀態做出切換。觸發者與微光都是讓個案在自律神經階序上移動的具體事件，我們開始在此處探索「是什麼帶我來到這裡？」的問題。個案通常第一個會注意到的是「頭條」，接著就能在治療師的幫助下命名「有形」的東西。

背側迷走神經頭條：感到不被需要

• 有形的：當我的朋友們計劃出去玩卻沒有邀請我；當我的同事們正在聊天而沒有注意

到我。

交感神經頭條：感到不被尊重

- 有形的：當我的朋友在對話中轉身背對我；當我的伴侶打斷我的話。

腹側迷走神經頭條：感到被看見

- 有形的：當店員看著我微笑；當我的同事關心我的一天過得如何。

將注意力從表面上的頭條轉向定義造成頭條的特定事項是非常重要的。為了了解要如何預測、處理或重現狀態的切換，描述導致你進入某個狀態中的特定因素是必要的。

有的個案喜歡用個人剖面地圖來說明他的情況，其他個案通常只會單純用最近的經驗來引導繪製地圖的過程。如同個人剖面地圖的練習，個案現在也要使用麥克筆來繪製地圖。先從觸發者開始，因為這是一個讓人前來接受治療的原因，同時也是令人灰心喪志的經驗。觸發者通常很容易就能想到。請你的個案辨識在哪個生存狀態（背側迷走神經或交感神經）下對他來說是最容易命名的觸發者，就從那裡開始繪製那個狀態和另一個。當交感神經和背側迷走神經的觸發者都繪製完畢，接著探索微光。當你的個案完成了一個狀態的欄位，請他與你分享那個欄位。一次專注於一個狀態即可，這麼做能幫助個案認識是什麼將他們帶進不同狀態，也能看見每個狀態的不同之處。

個案可能會因為個人的自律神經剖面而對地圖上的任何一個狀態感到棘手，如果是對交感神經動員狀態或背側迷走神經癱瘓感到不熟悉，辨別相關的觸發者將會變得更加困難。通常認知微光對個案來說會是最困難、最有挑戰性的部分，同時我們也會發現，微光事實上在特定的偶然事故時就已經出現，因而會受到激勵。將焦點轉移到微光上並非是要否定個案因觸發者而經歷的苦難，觸發者和微光是一體兩面，也是治療師用盡全力想要培養的經驗。基於力量的觀點，我們知道，幸福並非僅僅是過著沒有困難的生活，還必須具備力量。我們以前都認為沒有了疾病和混亂就會獲得幸福，但我們越來越常體悟到不只是不生病，正向的社交和良好的情緒也同等重要。從自律神經的觀點來看，多重迷走神經理論讓我們得以理解生理和心理福祉之間的關聯，也知道如何辨認危險的線索，以及供給與察覺安全線索的需求。完成了觸發者與微光地圖後，個案就有了理論與知識上的支持，得以探索他們完整的自律神經經驗。

Chapter 6

調節資源地圖

在基礎的繪製地圖程序中，調節資源地圖是最後一張地圖。有了繪製每個自律神經狀態的經驗（個人剖面地圖）和辨別會激發每個狀態的危險與安全線索的能力（觸發者與微光地圖），個案現在要運用這最後一張地圖來認識他們的調節模式。調節資源地圖是設計來幫助個案辨識能讓他們離開背側迷走神經和交感神經狀態的人際互動方式，以及維持在腹側迷走神經狀態中的行為。在繪製地圖的過程中，當個案發現自己有或缺乏人際互動資源，就會更加了解他們自己的自律神經剖面。

學習有關調節的事

要在這個世界上生存，就必須共同調節。嬰兒與他們的母親以互惠調節的方式互相連結，嬰兒會本能地轉向母親，母親也會回應，兩人生理和心理的狀態是一起創造出來的。這種人際互動的經驗調整了嬰兒的神經系統，也是他們個人神經剖面發展的開端。當發生了正常、在預期中的破裂，母親調節與調和的機制就能修復它，嬰兒就會在人際互動的調節中感受到安全感。以上敘述的例子是，一個正在和嬰兒玩的母親突然轉向跟其他年紀較長的孩子互動，嬰兒就會感受到失去連結和挫折的信號（發出聲音、想要接觸、大哭）。母親察覺了嬰兒的調節失衡後，就會透過雙眼凝視和有韻律的音調，將注意力重新集中在嬰兒身上。特羅雷克與尼克（Tronick and Reck）說明了失調或互動錯置的時刻對依附關係未必會有不利的影響，當發生破裂卻未修復，嬰兒才會開始對未來的互動帶有負面的預期。讓我們再次回到前面的那個例子裡，如果這個母親長期調節失衡，她給予互動調節的能力也會受到影響，孩子的自律神經系統就會進入保護模式，不再尋求共同調節的安全感。對這個嬰兒而言，生存將只能依靠自我調節。

自我調節的能力應該要建立在正向互動調節的基礎上，如果一個嬰兒從與母親調和的互動中學會了自我調節，這個能力就會因為受到社交連結的支持，而在整個童年時期持續發展。「完整體會他人感受的能力，會因為能夠作為善於鼓勵、有同理心和在情感上呈現其他正向積極特質的人，而被極大的強化，尤其是對象感到緊繃且或痛苦的時候」。當反應發生，如果自我調節的能力已經增強了，調節和恢復就會緊隨在後。當我們能夠受到調節與人互動的神經系統所支持，就有可能引導出日常生活經驗中的安全感和恢復力。

社交連結的研究顯示，當連結出現下降的趨勢，孤立和孤獨感就會上升。如果沒有可靠的人可以互動，我們就會開啟自我調節，喪失透過與他人連結得到的調節互動和創造自律神經幸福感的機會。當我們感受到孤獨，同時也會感受到不安全，孤獨也會使自律神經系統的生存系統活躍起來。

透過社交連結系統，我們用自己的眼睛、聲音、臉部表情的變化與頭部的動作來送出和接收安全的信號，接著就能進行接觸和給予連結。當我們使用電子裝置溝通，重要的非語言傳達要素，例如聲音的音調、臉部表情和肢體語言都毫無用武之地。當我們更依賴線上傳訊來溝通，就會減少練習社交連結迴路的機會。雪莉・特克爾（Sherry Turkle）是麻省理工學院發起的科技與自我計劃的主任（director of the MIT Initiative on Technology and Self），她曾說：「面對面溝通是我們做過最像人也最人性化的事。」

過往的不當照顧與未修復的破裂關係形塑了自律神經系統，使其進行自我保護並遠離連結。社交孤立和感受到與社群失去連結可能導致缺乏互動資源。以上這兩種經驗都會導致孤獨，而長期危險或威脅生命的神經覺將會作為反應被觸發，想要與他人連結的慾望則會造成難以使用互動資源。當他人提供社交連結的機會，神經系統卻調節失衡，個案可能會在此第一次發現互動調節是一件太過艱鉅的神經挑戰。對一些個案來說，最初的互動調節資源可能會單純出現在人群聚集的地方（購物商場、咖啡廳、電影院），他們則會從遠處感受其他人的存在。

當資源的探索進入背側迷走神經或交感神經回應，記住每一個反應中的能量狀態是一件重要的事。在背側迷走神經癱瘓時，自律神經系統就已經進入「保存」的狀態，在這個狀態裡，系統沒有足夠的能量流動以進行調節。為了復原，溫柔的返還能量是必要的。切換能量時，資源不能給得太多，否則系統會感受到危險，並退得更遠，甚至離開連結。在交感神經動員狀態中，則是有太多能量流竄在系統裡，為了離開交感神經狀態，我們會使用資源

	我可以自己做的事	**我可以跟別人一起做的事**
腹側迷走神經 **安全** **樂於社交**	是什麼幫助我留在這裡？	是什麼幫助我留在這裡？
交感神經 **動員狀態** **戰鬥或逃跑**	**是什麼讓我離開這裡？**	**是什麼讓我離開這裡？**
背側迷走神經 **不動狀態** **癱瘓**	**是什麼讓我離開這裡？**	**是什麼讓我離開這裡？**

來安全地釋放能量。

有些行動可能是每種自律神經狀態的資源，有效利用這些資源時只有細微的差別，狀態間的動作就是這類行動的例子。在狀態之間動作是人類生來就會的事，動作對生存而言至關重要，同時也是調節的基本資源。透過多重迷走神經的觀點，我們知道動作就是交感神經活躍時的關鍵特色，而背側迷走神經癱瘓時缺乏動作，動作對連結的腹側迷走神經狀態來說則是再自然不過的一部分。作為切換背側迷走神經不動狀態的資源，動作可以是微小的，或甚至可以只是單純感覺得到（與其想像運動皮層在運動，不如想像運動皮層處於活躍的狀態）。在交感神經狀態中，須要形塑強烈的動作，而在腹側迷走神經狀態中，動作則可以品味動作。我用行走來舉例，在背側迷走神經狀態下，動作也許會是微小、慢動作的步伐（或想像中的步伐）；在交感神經狀態下則是高速的奔馳；腹側迷走神經則是提神、恢復性的散步或健行。

完成調節資源地圖

調節資源地圖（模板在第二五五頁）使用與這個系列相同的階梯圖表，但增加了中線來分隔地圖為兩個調節的類別——人際互動調節（我可以跟別人一起做的事）與自我調節（我可以自己做的事）。交感神經與背側迷走神經都有「是什麼讓我離開這裡？」的標籤，腹側迷走神經的欄位則有「是什麼幫助我留在這裡？」的標籤。和觸發者與微光地圖相同，個案不論是從交感神經或背側迷走神經開始都可以，最好的方式是讓個案從他們最熟悉的狀態開始，並在該欄位中回答他們自我和互動的資源是什麼，最後再完成腹側迷走神經的部分即可。

與完成其他地圖相同，要使用有顏色的麥克筆，但在這張地圖裡，邀請個案在繪製時選擇兩種顏色——一種代表個人資源，另一種代表互動資源，如此繪製出充滿色彩的地圖就能代表資源豐富或缺乏。有了當前選項的清楚圖像，個案就可以藉由衡量效益、結果、探索何處與如何探索來增加資源。

當個案察覺他們過去用了這麼多種方式進行調節，通常會感到驚訝，同時也可能感到挫折。梅里安—韋伯斯特辭典（Merriam-Webster）將資源定義為「某種對某人而言在困難中可以求助的東西」，以及「一種緩解或恢復的可能性」。當個案自律調節失衡，感受到適應的生存反應，將會轉而進行某種可以帶來緩解、充滿力量的行動。雖然資源未必會是對健康有益的反應，但這是個案解決自律神經反應帶來的痛苦的奮力一搏。食物和物質這類資源，都是個案可能轉而求助的常見選項，最後甚至可能會想要改變他們與這類資源的關係。了解自律神經需求才能確保生存，我們可以幫助個案無愧地看見他們的「資源反應」。

個案可能也會因注意到在某個特定狀態下，或是在個人或互動調節時缺乏資源而感到驚訝。提醒個案這件重要的事——他們的自律神經系統因為過去發生的事而被調整，它現在正在重新調整。他們會在平衡系統的過程中創造新的資源，利用地圖給他們的資訊來引導整個過程。

對個案而言，與辨識是什麼使背側迷走神經或交感神經失調一樣重要的是，識別維持其腹側迷走神經連結狀態資源。如果個案在繪製地圖的這個部分時感到困難，可以往前重新查看辨識微光的部分，這能幫助他們認知調節的通路。個案因為調節失衡而前來尋求幫助時，他們可能會認定自己沒有地圖上該部分的資源。有些個案會因為找到一些資源而感到如釋重負，但其他個案可能會因為發現自己只有很少的資源而感到沮喪。經歷了治療的過程後，所有個案都會建立無數的資源和找到適合自己互動的個的資源來滿足他們的自律需求。

第二部分　總結

我們堅持做下去的事會變成最簡單的事，並非是因為那件事的本質改變，而是我們做那件事的力量變強了。

——拉夫・沃爾多・艾瑪森（Ralph Waldo Emerson）

自律神經系統是我們個人專屬的監測系統，持續警戒危險的同時也尋求安全感。這個系統透過我們的生理功能送出資訊、支持連結，也在我們靠近或遠離他人、地方與事物時離開連結。當我們向前進入心理故事，反應就被轉譯成「誰和為什麼」的故事。但我們遺忘了這句開場白：「很久很久以前，有個自律神經反應。」

繪製地圖的初始順序概述於第二部分的章節中，那提供一個足以讓個案辨識影響他們日常生活經驗的特定自律神經反應模式。交友的過程就藏在繪製地圖的過程中，治療師用改變個案的自律經驗來引導他們，和個案一起敞開心胸，用開放的心態聆聽、支持心理故事的生理結構。在依序完成三張地圖的過程中，個案也逐漸開始認知自律狀態和他們在狀態之間移動的方式，他們將成為狀態的偵測專家。當個案熟悉於他們的繪製技巧後，他們自然而言就會開始對周遭人的自律狀態感到好奇。我的個案通常會告訴我，他們會開始使用自律神經系統的視角來看待這個世界，繪製地圖的過程中，讓個案獲得使用多重迷走神經理論的角度，來了解自己與他人的行為。

這些地圖是動態的，當我們認知到更多腹側迷走神經的調節方式，就會在狀態之間切換。當微光持續出現、觸發者都被除去，也創造出資源後，個案就會修改他們的地圖。一旦我們熟悉這些地圖後，階梯位置的架構就會變成一個有效的工具，幫助我們進行治療。許多治療師都會在治療面談中保留一些空白的地圖。「你在階梯上的何處？」或「這個經驗位於你地圖上的何處？」的問題，可以幫助個案在地圖上固定他們的經驗。在兩次面談之間，地圖提供的架構讓個案得以持續練習自律覺察，透過微小、規律的重複繪製建立技巧，用嶄新的方式重塑神經系統。

第三部分

導航神經系統

我們的路必須由我們自己來走。

——佛陀（Buddha）

第三部分將繼續第二部分開始的交友過程，並介紹參與的技巧。個案透過將自己放在自律神經階序的正確位置上來導航他們的神經系統，接著在時間跨度上追蹤較大的和細微的狀態切換。以上這兩件事都是將系統正確導回腹側迷走神經調節的必要基礎。

自律覺察是自我經驗的一部分，克雷格（Craig）提及一個有知覺的自我，而達瑪西奧（Damsio）則描述了一個神經層面上的自我。身體（自律的）覺察是自我覺察不可缺乏的一部分，也形塑了我們是誰的感覺。若自律神經覺察的能力受損，將會影響自我存在的感知能力。有了自律覺察，個案就能學會傾聽他們具體發生過的故事。透過交友和參與技巧，個案開始出現的好奇心讓他們得以探索日常生活的經驗，觀察自己如何互動或孤立、加入或評斷、接近或遠離、健談或沉默。

透過在第三部分中提供的練習，個案將學會參與他們的自律神經狀態，以及與他們熟悉的心理故事分離。這部分的練習是設計來支持個案的，當他們開始重新建構醒覺作用的自律神經狀態，能夠更深入理解適應的生存反應，並以它為榮。

Chapter 7
同理的連結

交友的過程會帶領個案隨著他們的自律故事、好奇心，但不受批評的進入連結。這個章節立基在基礎繪製地圖系列的第三張地圖之上，透過藝術品、音樂、移動和寫作來幫助個案探索自律意識的「藝術」。

——練習——
藝術地圖

> 我發現我可以用顏色和形狀來訴說我不能用其他方式說的事——那些我難以言喻的事。
>
> ——喬治亞・歐基夫（Georgia O'Keeffe）

創造藝術是個人整合的經驗——一種流動經驗，增強大腦連結能力和恢復力的品質。當我們創造一張自律神經藝術地圖，我們同時也正在將右腦和其對圖像的熱愛化為行動，也因為我們預測右腦會做出更少的影響，出現在藝術地圖上的東西通常會帶來新的察覺。有一個個案跟我說她在創作藝術地圖時，她地圖上腹側迷走神經的空間是被陽光的顏色所填滿，她在畫太陽的圖案時也感到非常訝異。她還沒意識到其實自己已經住進了那個空間。見識過創造藝術地圖的力量後，我鼓勵各位邀請你所有的個案一起來繪製他們的自律神經系統。

個案不需要是藝術家才能繪製自律藝術地圖，他們只需要材料和樂意嘗試的心——這包含了紙張、材料、房間中足夠的安全線索和足以引出腹側迷走神經狀態好奇心的治療關係。孩童能夠自然地使用麥克筆在美術紙上畫畫，而對成人而言，使用較重、較大尺寸的美術紙可避免受到隱含的童年回憶影響。報紙可能會影響價值判斷的過程，可邀請他們使用超過八・五寸×十一寸（影印機尺寸）的紙張。

藝術地圖可以描繪一種自律狀態或三種自律神經階序的狀態，創造能促進狀態與該種自律經驗的親密連結，而描繪自律神經階序則可以讓人意識到狀態之間的關係。藝術地圖可以使用各種不同格式和尺寸（海報上的拼貼畫使用舊雜誌的圖片，用麥克筆或蠟筆繪製圖畫和油畫，或使用自然素材），唯二的限制只有素材的取得途徑與個案的想像力。當個案決定好藝術地圖的風格，鼓勵他們讓自律神經系統引導他們。創造藝術地圖是一個專屬個人的過程，每張地圖都有自己的形狀、風格和故事。過程和成品都是繪製地圖重要的一部分。當個案完成了地圖，請他們帶你進入他們發想創意的過程，並描述這張地圖的故事。藝術地圖可以在面談過程中繪製，也可以在面談結束後帶回家完成，在下次面談時帶來與你分享即可。許多個案都相當享受找尋素材和在家繪製的過程。如果個案在你看著他發想時會進入保護自律神經狀態，請他回家完成，這通常會讓他找到足夠的自律神經安全感。

練習

三樣物品：展示和訴說

請個案選擇三樣物品，各自代表自律神經反應的三種狀態。你可以使用沙盒，收藏在你辦公室的物品，或請你的個案從家裡帶三樣物品來。如果這個過程令人感到舒適，離開你的辦公室，和個案一起散步，並在過程中找看看能否找到適合的物品。邀請個案感受他的自律神經反應，根據自律神經反應來選擇什麼能代表每個狀態。探索選擇的過程，是什麼讓個案選擇這樣物品？個案是如何做出選擇的？哪個狀態是最難的？哪個是最簡單的？請個案告訴你每個物品的故事。我最愛的故事之一是某位個案跟我說：「適合背側迷走神經的物品是這個頭部破碎的瓷製天使，它的頭在我家的某處，但我找不到它，這就是我感受到的——脫離自我、迷失。我知道殘餘的碎片就在周遭某處，但我似乎無法找到我自己。」邀請個案找到一個可以代表他們腹側迷走神經狀態的小物品，作為一個有形的提醒，提醒他們腹側迷走神經狀態的存在，提醒他們知道它且能處於其中，即便只有一小段時間。

練習

沙盤：將你的地圖帶進沙子中

在沙中運作的動覺（kinesthetic）經驗提供另一種方式看待和感受自律狀態。沙盤提供你的個案透過物品和隱喻將自律神經反應模式可視化，也透過沙盤中的故事讓你可以與個案一同進入他的自律神經系統。邀請個案在沙盤中創造他們的自律神經階序，這是另一種看待個人剖面地圖的觀點。有些個案會用有趣的物品來分割出沙盤的三個部分，而其他個案則決定單純讓每個狀態使用它們所需的空間。沙盤提供了對個案而言連結所必需的距離，否則這可能會是一件太大的神經挑戰。他們的沙盤可以用在繪製地圖的初始階段，以安全地探索每個狀態的完整經驗。當個案完成沙盤的每個狀態，邀請他們與你分享那個場景的故事。

沙盤也可以透過以下方式來探索調解資源地圖：使用物品來代替離開交感神經或背側迷走神經的調節失衡，以及滋養腹側迷走神經狀態。完成最初的沙盤後，邀請個案加上物品，並在他們介紹不同資源時嘗試切換不同的物品。用沙盤建構腹側迷走神經狀態是探索調節神經系統經驗的強大方式。讓個案與他們沙中的腹側迷走神經合照，這張照片能將他們的記憶帶回正在建構它的時刻，也能喚醒腹側迷走神經的經驗。

——練習——

寫下關於你的韻律：一個狀態的故事

> 寫作對我來說，只是單純透過我的手指思考。
>
> ——艾薩克・埃西莫夫（Isaac Asimov）

寫作經常用來使事物變得合理。它能幫助我們組織經驗，也經常引導出新的觀點。寫作的行為是一個多層次的過程，它整合大腦不同區塊的能力，同時也仰賴於我們的視覺、動機和認知技能。雖然寫作是一個自上而下的經驗，在繪製地圖的練習中，我們邀請個案是為了「讓他們的狀態說話」，並收集用於寫作關於連結自律通路的資訊。當個案完成了一篇作品，邀請他們與你分享，之後再分享給其他處於他們社會支持網絡的人。分享能讓個人寫作的行為轉變為共振與互惠的互動行為。

寫下關於一個狀態

專注於一個狀態能夠豐富個案對該狀態的了解。如果是調節失衡的狀態，寫作可以讓個案從敘事者的角色回顧這個狀態。如果是關於交感神經或背側迷走神經調節失衡經驗的反思，寫作可以安全地支持重新審視該經驗。當個案在進行寫作，他們能感知神經覺並思考什麼文字能準確傳達他們的自律神經經驗。書寫關於腹側迷走神經調節的反思，是一個讓個案強烈品味這個經驗的方式。當個案寫下安全狀態的故事，請他們在字裡行間中使用他們所有的感官，如此一來，連結就會產生活力，並能用文字來慶祝。

寫下關於狀態循環

寫下個案的韻律反應，將他們的意識帶入習慣的模式中，這類型的寫作能幫助個案感受狀態之間的關係。讓個案參與他們在狀態之間動作的過程，察覺是否有卡住的地方？他們是如何疏通？是否有流動？他們是如何感受流動的？

雖然並非所有人都會選擇寫作的方式，但對一些個案來說，寫下文字能幫助釐清脈絡，他們透過寫作的過程來觀察自律神經模式和聆聽狀態的故事。

練習

音樂地圖

你知道我們的靈魂是由和聲組成的嗎？

——李奧納多・達・芬奇（Leonardo Da Vinci）

音樂就在我們四周，在日常生活中陪伴我們。它的根基非常古老，證據在於所有已知的文化都會製作音樂。音樂是自律神經系統的調製者和激發者，對音樂的反應，包括刺激大腦情緒處理和影響荷爾蒙的濃度，似乎已經深深嵌入我們的神經系統之中，音樂可以送出安全的聲音或發出生存的信號，社交連結系統的肌肉（臉部、頭部、中耳）會在聆聽和製作音樂的過程中活躍起來。不安全的神經覺會在出現低音頻和高音頻時作為反應產生，而人類聲音的頻率則會帶來安全的神經覺。音樂會讓我們移動，不只是讓我們的身體動起來，也會攪動自律神經狀態的切換。

在《音樂裡要聽什麼》（暫譯，*What to Lisen for in Music*）一書中，美國作曲家阿隆・科普蘭（Aaron Copland）解釋了有關聆聽的感官層面和表達層面。從感官層面來看，我們不須要經過思考就可以聽。科普蘭也描述了我們是如何沐浴在聲音之中，和一個房間的氣氛如何因為一個音符而改變。透過我們的神經覺，聽到音樂可以激發一種自律神經狀態。在表達的層面上，我們能聽到音樂所想傳達的情緒，當我們將歌曲與我們賦予的意義連結，意識就可以感知到神經覺。

有位個案，我稱她為「音樂家」，啟發我使用播放清單。她教我使用音樂來安全地探索交感神經和背側迷走神經狀態的記憶，並接納那些生活的經歷。她向我展示歌曲深化與腹側迷走神經連結的力量，從她的經驗之中，我開始邀請個案創造他們自己的播放清單並帶來面談與我分享。為了個案，我也開始採集音樂樣本，並與個案一起探索什麼樣的音樂選擇能激發不同的自律神經狀態。

音樂就是要與他人一同體驗、享受。有一個觀點是，和別人一起聽音樂具有演化上的目的。將人凝聚在一起，互相關切、照顧。列維京（Levitin）指出，共同聆聽大音量的音樂，會帶來增強同理心、信任感、讓社群更加緊密的結果。與一位個案一起創造、分享、聆聽和體驗不同的播放清單是一件充滿意義和互惠的經驗。

播放清單可以透過歌曲讓我們專注在腹側迷走神經狀態，這些歌曲的共同點是引出安全和社交感的回應，包括平靜、激動、熱情、同情、連結、玩樂、慶祝、愉悅、休息和恢復。邀請個案製作讓腹側迷走神經給予不同面向資源的播放清單，以及建立能激發他們腹側迷走神經安全和連結經驗的歌曲合輯。

另一種播放清單可以為調節失衡的時刻帶來音樂性的重溫，這樣的情況發生在聆聽者、樂器和聲音都進入了共享的體驗裡時。「越來越多的證據顯示，人在音樂中會有享受負面情感的『矛盾』效應」。個案可浸入音樂中，甚至品味交感神經和背側迷走神經所帶來的痛苦，否則這些感受就會過於強烈，使他們的系統不堪重負。當音樂與他們的心情契合，自律神經共振就會使他們能夠安全地觸碰自己的痛苦。

但是，另一種播放清單要用能喚醒各個狀態的歌曲，以創造穿梭在反應循環的經驗。請個案選擇能代表各個狀態的歌曲，並在調節失衡的歌曲之間穿插安全歌曲的方式排列它們。如此一來，聆聽歌曲的經驗就會以穩定的方式在狀態之間流動，這證實了切換狀態是可能的，腹側迷走神經的能量也確實是一股強大的調節作用力。

當個案創造了播放清單後，就容易連結他們的音樂資源。音樂可以想聽就聽，這使得音樂成為一種平易近人的調節資源，使用音樂來調節或增強自律神經狀態並不須要付出太多努力。音樂在日常生活中隨處都會出現，因此求助於音樂以過得舒適是非常自然的反應。

練習

與地圖同行

移動從不說謊，它是靈魂的氣壓計，它會向所有能讀懂它的人訴說一個靈魂的天氣。

——瑪莎・格雷姆（Martha Graham）

用你的地圖動作，練習提供個案深化與單一狀態關係的方式，或有意義地探索自律神經階序經驗的方法。這些練習在所有治療對象的範圍裡都是相當有用的，像是個人、伴侶、家庭或團體。在各種對象的變化中，都會請個案移動來代表個人的自律神經狀態。大部分的個案會發現他們可以在座位上安全地投入這些練習，他們會使用手來動作，有些人則覺得站著並用自己的身體動作會比較安全。

向個案介紹動作的技巧。首先連結到單一狀態並用動作的形式來表達，接著用一種動作來連接另一種，好在狀態之間轉換。動作可以用來幫助個案認識一個狀態被激發的樣子，也可以刻意地動作來誘發狀態切換，或用來強調腹側迷走神經狀態的安全感以給予微光的經驗資源。腹側迷走神經的活動通常是由循環流動的手勢形塑，交感神經的活動手勢通常是鋸齒狀且快速的，背側迷走神經的活動手勢則是緩慢而吃力的。

動作的鏡射已經被發現可以在人之間增加身體和情感上的理解、增強連結感，對於動作被鏡射的人來說也成為自律神經共振的經驗，而當你參與個案的動作，動作就會變成自律神經共振的經驗。治療師通常會跟我說，鏡射一位個案的動作，他們就會用一種全新的方式理解個案的自律神經經驗。邀請個案找出代表一種自律神經狀態的動作，接著鏡射這個動作。如果有其他人也參與了這次的面談，邀請他們加入這次的鏡射。問問個案，有其他人與你一起動作的感覺如何？你自己的自律神經反應是什麼？其他參與者的反應是什麼？當我進行伴侶治療，其中一位跟我說，他無法理解他的伴侶對交感神經狀態的描述，但當他鏡射她的動作，他的自律神經系統就理解了她試著想要說的事。

使用動作來幫助個案測試在狀態之間轉換，首先要確認他們腹側迷走神經的動作堅強到足以回到調節之中，你可以藉由調整在每個狀態中分配的時間比例來測試其韌性。從延長腹側迷走神經動作，以及縮短交感神經和背側迷走神經動作的時間開始，隨著個案增加使用腹側迷走神經動作的信心，改變分配時間的比例。個案將在他們的能力中感受到能夠回到調節中的信心，這是一個須要滋養的經驗。與你的個案一起主動投入動作的經驗，這是共同調節的一個重要因素。對一些個案來說，依照狀態的順序轉換是一件陌生、甚至是從未經歷過的體驗，他們過去通常都是被拉進一個狀態裡，而且也無法找到方式離開。腹側迷走神經的「錨」和共同調節的行動能在測試中帶來安全感。

對所有「與地圖同行」的練習來說，讓個案嘗試領導或跟從這兩種角色是很重要的。領導包括了向內聆聽和將自律意識帶進動作中，跟從則是透過動作將注意力帶到其他神經系統表現狀態的方式。領導和跟從讓個案意識到調和的兩個面向。如果個案是兒童，你可以將鏡射練習變成自律神經跟從領導者的遊戲。

——練習——
雕塑

當你放慢腳步去雕塑，你會發現所有你從未注意過的事。

——凱倫・喬布・坎普頓（Karen Jobe Templeton）

雕塑是一種從多個角度和觀點來觀察的藝術作品，看著人形的雕塑會令人感到熟悉。而雕塑自律神經狀態，不論是從二元的練習或藝術人體模型，都可以讓個案將內在狀態呈現為外在的物理型態，並安全地探索狀態的故事。

個案擔任雕塑者，而另一人作為被雕塑者時，就會發生二元的雕塑練習。為了雕塑出自律神經狀態，請個案選擇一種自律神經狀態，並邀請他們於內在意識和外在行動之間移動，聆聽狀態後再進行雕塑的工作。在個案雕塑時，重複這個過程。與個案說話或碰觸個案以「臨摹」另一個人（你、他們的伴侶、家庭成員、團體的其他成員）為他們選擇的自律神經狀態形式。雕塑的過程會使雕塑者和被雕塑的對象共享同樣的自律神經狀態。

第二種雕塑的方式為使用鉸接式木製人體模型。人體模型有多種尺寸，小尺寸（五・五寸）就很適合手拿和雕塑，人體模型在手中的觸感會不斷邀請內在經驗和外在表形相互連結起來。當自律神經狀態和故事是此次面談的重點，大尺寸（八或十二寸）的人體模型就非常適合用於雕塑和展示。面談結束後，人體模型也能提供個案接續參與自律神經狀態並在繪製自律神經地圖能力上獲取信心的方式。

形塑人體模型使其契合一種自律神經狀態時，須要學會停止、注意和創造一種符合感受的姿勢。有了鉸接式木製人體模型，個案就可以把玩它並探索特定的狀態。停在活躍點和調節點上，請個案在此時使用他們的人體模型來「認知與代表」他們的自律神經狀態。認知與代表練習也可以用於面談的最一開始，指引個案在雕塑時的方向和資訊，並在面談的尾聲思考個案的自律神經狀態與需要什麼來支持他們安全回到日常生活的活動之中。個案可以形塑和重塑他們的人體模型來看見與感受他們在狀態間的移動。對個案而言，改變人體模型的姿勢，通常也會同時改變他們的自律神經能量。

如果你的治療對象是伴侶或家庭，可以使用「形塑與分享」的練習。這兩階段的練習可以是這次面談的焦點，用於說明在治療面談時發生的狀態，或作為一種反思先前經驗的自律神經動能。邀請每一位參與者形塑他們的人體模型，然後將所有人體模型放在一起。在分享的階段先進行沉思，接著再加入聲音來分享自律神經故事。

練習

在空間繪圖

在空間中繪圖能給個案安全的方法來了解他們的自律神經狀態，透過物理的進出，在自律神經狀態之間移動。這個練習鼓勵個案主動投入和脫離各種狀態，同時也透過在治療空間裡走動，學會如何在狀態之間轉換。因為許多個案都被自律生存狀態束縛，他們發現自己被困住也無法復原，這個繪圖練習可以幫助他們練習移動並抵銷許多個案都會經歷的被卡住的感覺。在這個練習裡，除了會主動探索經常經歷的交感神經動員狀態與背側迷走神經封閉，也會探索對個案而言陌生的腹側迷走神經狀態。在治療空間中走動可以控制個案辨識的感覺，在個案的日常生活中，這會逐漸被詮釋為能夠在狀態間轉換的能力。讓個案積極注意狀態的刻意切換，會使他們開始相信轉換是安全的，而且也能進行調節。

想要開始這個練習，首先讓個案辨別在房間裡每個各別的空間都代表一種自律神經狀態，接著開始在這些空間之間移動。如果你使用的房間腹地不大，那就用辦公室裡特定的椅子或不同的角落來代表。編排狀態的方式要能明顯識別出自律神經階序。如果空間夠大，就用線性的方式來排列；在較小的空間裡，則圍成圓來排列。

首先，有意識地將經驗作為執行的開端，在此期間，短時內體驗交感神經和背側迷走神經的空間，而腹側迷走神經的空間則是用來「休息和調節」。讓個案在空間中進出來幫助他們感受到狀態的切換及狀態之間的關係，以及腹側迷走神經的安全感是一種資源。跟個案一起移動，讓他們體驗（通常是一種新的體驗）在調節失衡的狀態中並非獨自一人的感覺。在個案身邊陪他們一同在這個地圖上移動，同時跟他們說：「我跟你一起。」能讓個案感受到安全感和被支持。從共振和不用話語開始引導此次的經驗，接著藉由描述新故事，將這個隱含的自律神經體驗帶到明確的意識之上。

個人探索

邀請個案在位於各種不同狀態的空間時，敘述那個狀態的故事。讓故事包括身體的經驗、感受、行為的衝動、想法和記憶。如果二元意識開始降低，該狀態也開始變得越來越巨大，就讓個案回到他認為是腹側迷走神經的空間、用眼睛凝視來連結腹側迷走神經的空間，或者握住一條想像的或實際的線或緞帶，一端固定在安全的腹側迷走神經空間，以此引進更多的腹側迷走神經能量。一開始的時候，個案通常會反應他們從連接到腹側迷走神經空間的緞帶感受到了安全感，握著它並感受這個物理上的安全感連結讓他們能夠帶著充足的信心走進背側迷走神經和交感神經的空間，他們都確信自己可以回到充滿安全感的地方（二五二頁的自律導航冥想是這個練習極佳的佐料）。

互動探索

共同調節是一個重要的自律神經體驗，通常也是個案缺乏或令其痛苦的經驗。這個練習是設計來辨識自律神經模式，測試調節資源，並探索從交感神經與背側迷走神經狀態中恢復的方式。開始前，請個案移動到調節失衡狀態的空間，並弱化那個狀態——只要足夠測試就好，不要太多。

- **認知（Recognize）：**認知個案現在的狀態，用它們來命名，並請個案描述他們的狀態。

- **接觸**（Reach）：與個案一起開始探索移動到連結的方式，注意狀態切換的開始。用安全接近的動作來試驗，跟個案一起追蹤他們的自律神經系統是如何感受你不同於自身當前狀態的連結邀請？他們的神經覺正在送出什麼訊息？安全的線索是什麼？直到你找到正常和適度的接觸方式後再停止測試。
- **調節**（Regulate）：幫助個案開始注意到你腹側迷走神經存在的方式正在影響他們的狀態，用調節的行為來投入個案的社交連結系統，當個案感受到連結開始，也逐漸開始調節，開始一起在地圖上實際移動。

如果腹側迷走神經狀態並非個案經驗的一部分，用干擾他們習慣模式的方式來測試，並在他們的循環中加入腹側迷走神經狀態調節的經驗。使用你的社交連結系統（聲音、眼神凝視、接近）來提供共同調節的時刻。如果個案過去沒有充足的機會練習迷走神經煞車的機會，那起初回到腹側迷走神經調節和維持狀態的能力可能會充滿挑戰。他們的迷走神經煞車沒有充足的經驗放鬆和重新連結，個案可能會試著想要回到腹側迷走神經狀態，但非常掙扎要不要留在那兒。對該狀態的不熟悉會帶來危險的神經覺，可能導致他們回到交感神經動員作用。在開始干擾這個個案偏好的模式之前，專注它、命名它、追蹤它，也藉由在狀態之間移動來玩樂，每一次回到腹側迷走神經狀態時就休息更長一點的時間。當個案在練習迷走神經煞車，尋找適當的挑戰程度來擴展個案腹側迷走神經安全感的經驗。

另一種常見的模式是背側迷走神經和交感神經狀態的循環。在這種模式中，當個案開始從癱瘓中恢復，動員作用又帶來危險的感覺。交感神經系統的能量太過巨大，令人感到恐懼和無法控制，如此便會觸發自律神經生存反應，個案又再次回到癱瘓之中。個案須要主動共同調節才能成功地找到回到腹側迷走神經連結的道路。當個案解除癱瘓狀態和釋放背側迷走神經所帶來的絕望，能量會再次開始流動，治療師通常會感到如釋重負。「我的個案沒事了，他回到了調節中，我現在也可以放鬆了。」現在就是待在近距離連結裡的時候，當個案開始離開背側迷走神經的不動狀態，能量的攪動通常會帶來解脫感和相應的恐懼。請持續激發共同調節和引導個案穿過交感神經動員作用，回到安全的腹側迷走神經調節之中。

家庭和團體

治療家庭和團體時，會有多個參與者在自律空間走動，提供可見的關係模式，我們可以同時看到、感覺到發散的反應和混亂的反應。使用框架效應來停止這些行為並邀請參與者「認知和回報」他們的個人反應，然後用完整的地圖來擴展他們的視野，看見在行動中的系統會增加對所有其他參與者的意識，在框架效應下，用參與者可能會進或出連結的方式來進行測試。當他們持續「認知和回報」動作的自律結果，用在地圖周遭的動作來玩樂，並請參與者連結或分散。

你可能會選擇辨識一位參與者作為腹側迷走神經的固定者，並支持這位參與者調節整個系統。回到調節之後，可以換下一個人作為腹側迷走神經的固定者，然後再試一次整個過程。治療家庭和團體時，讓不同的人來當系統中的固定者會是一件很有幫助的事。

伴侶

治療伴侶時，每位都有體驗到固定和被固定（給予和接受調節行為）是很重要的。給予和接受的行為通常伴隨著他們自身自律神經嵌入的故事，也會觸發習慣的反應模式。支持個案從神經覺移動到知覺，最後敘述他們經驗的每個面向。

治療師的學習

與單一同僚或一群同僚一起嘗試這個練習。你對一位個案活躍的交感神經系統或背側迷走神經癱瘓的自律神經反應是什麼？你如何維持腹側迷走神經調節？你如何接觸和接近一個在調節失衡狀態中的個案？與個案在每種狀態中會面來測試看看。

透過創意藝術體驗建立的自律意識來支持個案聆聽狀態故事的能力。有許多種通路可以意識，而個案會被可以帶來安全線索和邀請他獲得這種經驗的通路所吸引。當他們開始了解自己的自律神經狀態，他們就會逐漸變得越來越好奇而想要知道更多。他們已經準備好要探索，也很樂意嘗試新的方法。

Chapter 8

安全覺察與可參與

集中精神，這是我們無止盡和正確的工作。

——瑪莉．奧利弗（Mary Oliver）

立基於個案的交友技巧之上，這章的練習將著重於參與自律神經狀態。參與的能量是「密切和周到的關注」和「令人想要知道更多的普遍利益」。如同交友是一個充滿善意的舉動，參與也被同理的腹側迷走神經狀態所環繞。

練習

注意與命名：成為狀態偵測的專家

當我們注意到我們的自律神經體驗，就有了連結它的機會，而不僅僅是它連結我們，這個重塑關係的過程會引導到醒覺的體驗，就能以不同角度來看待狀態的活躍，這被稱為再評估。再估評從使用新方式來重新連結經驗開始，正向的再評估可以促進心血管功能，並減少對威脅的關注。以多重迷走神經的觀點可見，再評估是一個透過激發迷走神經剎車，來增強腹側迷走神經張力的方式。當我們命名一種反應並將它分類，我們就可以改變對此反應的認知。對個案來說，能夠將一個反應歸類到自律神經狀態的類別裡，就能讓他們逐漸開始建立認知狀態的能力。能夠正確預測和辨識自律神經狀態的能力，是干預習慣反應模式的先決條件。因為區分自律神經狀態須要不同的調節反應，因此獲取狀態的準確資訊對於採取正確的干預方式非常重要。

注意與命名練習的第一部分是注意的行為。注意的行為會須要個案調整他們的自律神經系統來連結並專注於他們當前時刻的神經覺，再將神經覺帶入主動的意識之上。注意的行為將意識的感知帶入自律神經經驗，有了這層感知，個案就可以進入命名的練習。

注意與命名的技巧雖然很困難，但也很重要。許多個案日復一日地活在空洞的適應保護反應裡，他們忍受身體察覺的能力受到限制。為什麼要活在一個充滿痛苦和創傷記憶的身體裡？然而，如果個案離開與自律意識的連結，他們的自律神經狀態就會自動變成他們的故事。當個案能夠有規律地預測他們的自律神經狀態，他們在黑暗中的存在感陷入混亂的可能性就會降低。知道他們身在地圖上的何處能讓他們對自己的經驗產生有組織的感覺。停止注意與命名將干預個案舊故事的自主性，也會開始建構從故事中分離的重要能力。

四個注意與命名練習的步驟如下：

- 調整你的想法、感覺和身體感受的方式。

- 注意你在自律神經地圖上的何處。
- 命名這個狀態。
- 充滿好奇心。此刻，你可以從自律神經系統中學到什麼？

持續這個練習，直到它變得容易又自發。

教個案這個練習，然後將其用在面談中，隨時暫停面談來進行注意和命名。寫下這些步驟並請個案一起帶回家，鼓勵他們經常使用這個技巧。經過不斷重複的練習，在自律神經地圖上的位置就會變成個案的習慣。

個案注意與命名的能力就跟治療師將自己放置在自律神經地圖上的技巧一樣重要，如果我們不知道自己的自律神經狀態在地圖上的何處，我們就無法認知調節失衡和回到調節的時刻，與在治療關係中不可或缺的安全感、規律的腹側迷走神經。

——練習——

四地圖追蹤

四地圖追蹤學習單（模板在第二五七頁）立基在注意與命名練習上，提供個案另一種方式來發展辨識和明確表達當前自律神經位置的能力。這張學習單的設計有四個不同的繪製區塊，須在一段時間內填滿。個案會先標記他們在自律神經階序上的位置，然後透過文字或圖片來簡短地描述他們的狀態。其中一種介紹這個練習的方式是用學習單來追蹤面談的過程：在面談期間暫停兩次，最後於面談的尾聲再暫停一次。當個案熟悉了這個過程後，這就會是一個使用在兩次面談間的絕佳學習方式。有些個案會選擇在特定的時間聆聽，有些則會在他們感受到自律神經狀態的拉扯時暫停並追蹤。為了能夠關注到一整天的自律神經通路，我通常會請個案在早晨先填滿一個區塊、在一天中填滿兩塊、在一天的尾聲填滿最後一塊。

——練習——

今日例湯

今日例湯練習是設計來讓個案在一天結束前，反思他們的自律神經經驗。為了創造他們的「例湯」，他們要辨別一天的整體基調並反思組成基調的個別經驗。這個練習利用個案腹側迷走神經的能量來幫助他們往後退一步，觀察與主動反思他們在一天的過程中不斷經歷的自律神經通路。

今日例湯學習單（模板在第二五九頁）能夠將注意力集中在安全和連結的經驗上。個案可能在混亂的時刻錯過了安全和連結的經驗，卻會伴隨著活躍的生存反應。負面認知偏誤可能可以部分解釋為何人會具有忽略腹側迷走神經的傾向。比起正面的訊息，我們會優先關注負面的資訊和經驗，這是一種適應的生存機制。

想像你的自律張力就像一碗自家製的湯，是一碗每天都會改變口味的今日例湯。不同的食材會帶來不同的風味，最後的成品也截然不同。我們整體的自律神經狀態（例湯）就是被腹側迷走神經、交感神經、背側迷走神經三者的能量（食材）所調味而成。這個湯的比喻裡，有些味道很強烈（突然和極端的狀態切換），有些則帶來溫和的季節暗示（在狀態裡的微小移動）。

用這張學習單讓個案寫下他們「今日例湯」的食譜，可以採行兩種方式，一種是先命名這道湯品，接著才找食材；另一種方式是先找食材，再看看會煮出什麼樣的湯。如果個案有強烈的自律張力，他們可以從命名開始，再對產生張力的混合經驗感到好奇。或者，個案可能會清楚記得一天的經驗，選擇命名它們後再看看整體的基調為何。不論是什麼過程，除了尋找強烈的經驗之外，更溫和的激發一些事件也很重要。讓個案尋找類似的、可能支持同一個狀態的經驗，以及能夠增加能量多樣性的離群值經驗。當個案填滿了他們的例湯食譜，他們就會注意到腹側迷走神經、交感神經和背側迷走神經活躍的時刻，如此一來就能創造依賴於個案的頻率、時長與強度的獨特整體張力。隨著時間投入這個過程就能幫助個案建立自律神經反思的習慣，為混合在一起而創造出今日例湯的自律神經狀態做出命名。

金髮姑娘引導參與

如果一個人不知道這三件事，就無法在這個世界活得長久：對你來說，什麼是太多、什麼是太少、什麼是剛好的。

——史瓦希利諺語（Swahili Proverb）

金髮姑娘效應，或金髮姑娘原則這個術語，來自一個經典童話故事《金髮姑娘和三隻熊》（*Goldilocks principle*）。故事中，金髮姑娘一直不斷想要找到「恰到好處」的粥、椅子和床。金髮姑娘原則描繪了在兩個極端之間剛好的平衡點，這項規則也被應用在許多領域上。在地球科學領域，金髮姑娘領域指的是在一個星球上能夠支持生命的適居區；而在嬰兒學習領域上的研究顯示，嬰兒會尋找恰到好處的驚喜或複雜性，包括了視覺和聽覺上的線索；而成人學習者則會專注於具有恰到好處的複雜性經驗，來觸發最剛好的覺醒。

透過多重迷走神經的濾鏡來看待事件，我們都有自己具現化的金髮姑娘經驗。我們的自律神經系統在大型切換和微型移動時會恰到好處、太多或太少。感到恰到好處時，下一刻可能就突然變得太多或太少。

隨著金髮姑娘反覆測試的過程，個案可以追蹤他們的自律神經反應並尋找恰到好處的自律神經經驗。若是太多就會進入交感神經狀態，太少就會進入背側迷走神經癱瘓的孤立狀態。治療師幫助個案用可以帶來適量神經挑戰的行為來測試，直到他們找到對自己而言恰到好處的事件。

——練習——

金髮姑娘圖表

金髮姑娘圖表（模板在第二六一頁）提供了一種方法，使人們專注於事件並沿著連續的恰到好處、太多或太少做追蹤。這個圖表遵循我們自律神經系統的演化階層，用「恰到好處」來代表最新的、腹側迷走神經開啟的點；「太多」代表觸發了交感神經系統；「太少」則代表背側迷走神經的空虛。簡單易懂的圖表讓個案得以快速理解，橫軸可以代表不同的時間，縱軸則可以用簡單幾個字句來標記恰到好處的、太多的或太少的事件。個案可以用他們完成的圖表來複習事件、尋找三種金髮姑娘狀態的經驗，也可以用個別的要素來辨別能夠激發每種自律神經經驗的性質。

練習
時間與張力圖表

我們對時間的經驗可能是情緒和內臟狀態在我們體內處理島葉皮層的結果。參與自律神經狀態與在一段特定期間內隨之而來的生理故事，是一種辨識連結和保護順序以追蹤反應模式的方式。

時間與張力圖表（模板在第二六三頁）與金髮姑娘圖表類似，它們都用了圖表結構來追蹤自律神經狀態的切換。橫軸同樣用於觀察時間經過，縱軸代表了自律神經階序。不過，金髮姑娘圖表著重於事件和事件的性質是給予資源或調節失衡的，而時間與張力圖表則著重於繪製一段特定期間內的狀態，然後連結圖表上的每一點來代表這段期間內經歷了哪些自律通路。這張圖象可能會是柔和的曲線、傾斜的陡坡、鋸齒的或扁平的線條。它在視覺上能強而有力地表現自律神經故事，也是另一種方式，讓個案能感受到自律神經狀態在這段期間內切換所帶來的影響。時間與張力圖表可以將個別的時刻連結在一起，形成一個更大的自律故事，描繪出一天的自律形狀。個案告訴我，看到他們的經驗組合在一起，降低了個別時刻的強烈程度，也讓他們用更廣闊的視野來看待一天的感受。

時間與張力圖表提供了能夠看見自律移動的全貌視野，這張多功能的圖表可用於追蹤任何想要觀察的期間。除此之外，在面談期間最終畫出來的圖象可用以代表當下的自律故事，就能追蹤在治療過程中發生的自律狀態切換。使用「一天的結束」的反思過程，這張圖表就能提供一個看見一天整體自律流動的方式。在治療過程中，這張圖表既會呈現一些陡線，也會呈現更多柔和曲線，這就代表個案有了更調節的生活。

比較經驗

比較是一種普遍的經驗，我們用比較來掌控這個世界，這是我們日常生活經驗中正常的一部分。將自己與他人比較是人類的天性，我們會透過比較來認識自己。我們傾向於低估他人在負面情緒中掙

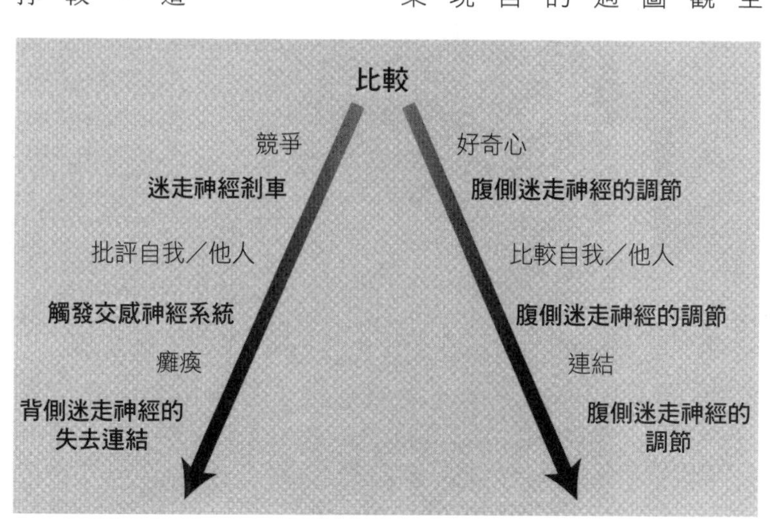

扎奮鬥的過程和高估他們的正向情緒，這就會導致一種我們在痛苦中孤軍奮戰的感覺。比較會激發自律神經狀態的切換，連結或失去連結的故事也會隨著切換出現。

透過自律神經系統的濾鏡，有兩條比較經驗的回應通路。一條帶著個案在自律神經階序上倒退，失去安全感；另一條維持腹側迷走神經狀態並激發社交連結系統。右側代表活躍的腹側迷走神經經驗，個案的神經生物結構支持安全感和社交連結。迷走神經剎車放鬆和重新連結，給予個案好奇心、溝通和合作的資源，互惠也發生在此處。這是一條連結的通路。

左側代表了「比較陷阱」。當個案經過這條通路，他們的自律神經系統會將他們拉進適應的生存反應裡，不論他們是在這條通路上往上或往下。在往下的比較中，個案進入「比他人都還要好」的競爭立場，這觸發了交感神經系統。在往上的比較中，個案用相反的方式「不進行衡量」來看自己，這開始了包括憤怒、感到被不公地對待、尷尬、無助和羞愧的一系列過程。透過自律神經系統追蹤這些反應，我們可以看見交感神經系統的動員狀態出現，最終回到背側迷走神經的癱瘓之中。

腹側迷走神經安全感和社交連結的自律神經經驗是合作的機會，交感神經狀態是競爭的機會，而背側迷走神經的癱瘓狀態則發生在任何競爭或合作機會都不復存在時。如果個案可以將意識帶入這個過程並干預競爭的比較，迷走神經剎車就會重新連結，調節交感神經回應，他們就能進入腹側迷走神經調和的通路。從此處，在右邊（右手邊）的路徑，個案可以感受到腹側迷走神經合作的好處，以及在連結中的安全感。如果這個經驗對個案迷走神經剎車的能力來說是一件太巨大的神經挑戰，那他們就會再次經歷競爭的回應。交感神經系統會維持動員的生存狀態直到沒有可行的回應為止，此時，背側迷走神經的癱瘓狀態就會接管身體。

當我們理解了比較圖的兩側都是普通人會出現的回應，就可以普及化這個經驗了。個案已經理解了合作或競爭的經驗是活躍的腹側迷走神經或在自律神經階序上倒退的具現化，未必一定會以線性呈現。從這點來說，個案可以進行干預的行為來離開生理的調節失衡、給予腹側迷走神經調節資源、創造連結的故事。

使用比較圖時，請個案追蹤他們的自律神經狀態，認知相隨的故事，並且進行干預以嘗試連結他們的迷走神經剎車，回到安全和社交連結的可能性之中。當個案正在檢查他們的比較經驗，有幾個須要思考的問題：

- 你在右邊嗎？
- 如果是，你要如何深入這個經驗？
- 如果不是，有什麼方法可以讓你重新連結你的迷走神經剎車？
- 干預在什麼時候能有效發揮？什麼時候不能？

進行這章節的練習時，個案可以探索他們是如何導航他們的個人自律神經通路，首先學會追蹤自律神經狀態並調和每時每刻的狀態切換，接著透過更寬廣的視野來觀察跨時間的自律移動。我們可以兩種方式看到這幅景象：創造單一事件的瞬間回應，以及提供自我自律神經故事的全貌觀點。

Chapter 9

創造安全的環境

離開這叢蕁麻，危險。我們採摘這朵花，安全。

——威廉·莎士比亞

自律神經是一個具體的系統，使用內在生理經驗來引導連結、動員和脫離的行為。但自律神經系統同時也受到我們的社會關係和環境所影響，人類社交基因組學（human social genomics）領域已經開始辨認生理的主觀經驗和社會環境如何影響基因表現。日常生活經驗透過神經覺的過程接收和解讀為安全、危險或有生命威脅時，就會出現調節的反應，激發適應的生存反應或社交連結。斯拉維奇（Slavich）和柯爾（Cole）認為，我們的細胞無時無刻都處於再生狀態，「我們的生理狀態不論何時都可以影響我們的分子組成結構數個星期、數個月，甚至更久」。因此，無論是安全或不安全的神經覺，都對我們的生存和身體健康占有舉足輕重的地位。

被動通路：在意識的察覺之外跳舞

我們是如何學會以神經覺的被動通路來調整自己，以及使用神經覺的資訊來形塑治療經驗的？身為個人專屬的監測系統，自律神經系統絕妙地調和了環境的條件。在意識察覺之外，個案神經覺的被動通路每分每秒都在監測與治療師的關係和治療環境。在治療關係裡，這些被動通路接收從治療師社交連結系統而來的資訊。如果這些資訊是安全的，個案的自律神經系統就會保持平靜、連結和共同調節，支持在治療過程中的主動投入；反之，如果治療師送出的自律信號是不安全的，或是只有斷斷續續的安全信號，個案的神經就會感受到須要保護的信號，遠離連結、離開投入、進入生存的反應裡。

在治療環境中，神經覺的被動通路也會時時刻刻留意周遭的物理環境。當環境能夠引發安全的神經覺，個案就會因腹側迷走神經進行調節而投入治療關係與治療過程中。當環境誘發了危險或生命威脅的信號，神經覺就會發起生存反應，將個案帶離治療關係和治療過程。

如果被動通路無法接收到足夠的線索以激發安全的神經覺，個案就不能投入治療過程。他們的自律神經系統就會遠離連結並專注於生存。調節神經覺的被動通路是治療過程中必要的第一步。

治療師的臨床訓練包括學習如何在治療關係中創造安全感、透過共振和同理進行調和，以及陪伴個案走出創傷的經驗。治療師利用腹側迷走神經的能量和社交連結系統的特色與個案連結。安全的線索會從眼神和微笑中流露出來，語調的韻律是強而有力的，而親近的關係是自律神經系統的調節者。這些舉動都可以主動邀請個案的自律神經系統進入腹側迷走神經的安全感和共同調節之中。在意識之外，個案的神經系統接收到這些線索後，就能引出安全的神經覺，使治療關係變得穩定而堅強。

然而，大多數的治療師在擺設辦公室的環境時並沒有受過完美的訓練，如此的臨床環境將影響到個案的安全感。治療環境會訴說故事，這個故事是關於治療師是一個什麼樣的人，以及治療師是如何實踐臨床治療的。「設計語言」可以用於送出安全的線索。不過，治療師要如何利用自律神經意識來建立一個共同調節的環境呢？

一個令人感到備受歡迎的環境

辦公室、等候室、建築裡，甚至是周圍區域的物理環境，都可能影響個案的心理狀態。在個案抵達你的辦公室之前，他們的神經系統已經採樣了不少安全和危險的線索，他們也創造了一套故事以符合他們的自律神經經驗。雖然你沒辦法經常改變周遭的環境，但可以創造一個訴說歡迎故事的內部環境。多重迷走神經理論以安全感為特色來描述自律神經系統的敏感度，也指出安全的線索可以培養自律神經的彈性。透過用心擺設你的辦公室，你就可以培養個案的自律神經彈性和塑造他們的自律神經反應，朝安全和連結的方向前進。

身為一名治療師，認知到你的神經系統花了一段不短的時間來讓你自己不受辦公室環境安全或危險的線索影響，是一件很有意義的事。有關居家環境的研究指出，一個空間的特色會影響在這個空間中發生的任何事，也會影響身處其中的人的思想和心情。不論是生理或心理上，辦公室對你來說都是一天會待上好幾個小時的家，這個你創造和久待的空間能否刺激你自己的腹側迷走神經調節是一件非常重要的事。一個能讓自律神經舒適自在的環境之所以重要，不只是因為能為個案創造出安全的線索，也因為它是你能否自我關心的基礎條件。一個延伸到能讓自律神經感受到歡迎的空間，能夠支持臨床上對你和個案而言困難的治療。

我們曾短暫研究過聲音、溫度和自然在治療師的工作環境裡會如何影響臨床工作。什麼樣的改變可能在面談期間極大化你的幸福感以及個案與安全感連結的感覺？

透過多重迷走神經的觀點，我們知道自律神經系統會對聲音產生反應，特定的頻率會激發腹側迷走神經的安全感，其他危險的信號會造成交感神經或背側迷走神經的反應。低頻率的聲音會引發危險的神經覺，這是因為低頻率的聲音就像遠古時代掠食者會發出的聲響，使得個案的專注力從社交連結切換到生存行為。高頻率的聲音會讓個案離開連結，使他們轉而關注聲音的來源。從辦公室外傳來無法預測的聲音可能會激發保護反應，而持續發出穩定嗡嗡聲的聲音機器，通常是確保隱私所必需的，它可能會激發自律神經。聲音是建築設計領域上非常令人感興趣的部分，有許多研究指出，聲音會直接影響到居住者的創造力。聲音的舒適程度會直接影響自律狀態，而「居住者的創造力」在此則指涉治療師和個案能否成功投入治療過程的能力。

自律神經系統是我們的體溫調節系統，所以建築業的術語「熱舒適性（thermal comfort）」

是治療辦公室裡重要的一個要素。自律神經系統持續調整溫度變化以尋求體內平衡，在熱舒適區之外，治療師和個案可能會因危險的神經覺帶來太熱或太冷的感覺，而在治療工作上分心。比適當室溫更重要的是，與調節社會溫暖的人共享調節身體體溫的神經生物系統。在意識之外，生理與心理溫暖的經驗都會影響經過同一條通路的人。

E‧O‧威爾森（E. O. Wilson）用他創造的概念「親生命的（biophilia）」描述對其他活著生物的天生親和力和情感聯繫。他主張人類須要與自然接觸才能確保身體健康，這項主張已被證實為真。一個擁有自然要素的環境具有恢復性，而缺乏自然的要素則會創造不和諧和錯置的感覺，並導致壓力。我們已經知道了欣賞大自然會引發副交感神經的反應，而置身於自然環境裡能降低壓力並增加幸福感。人類有與自然連結的需求，僅僅是看向窗外的自然景色就能夠裨益身心。甚至用科技來體驗大自然（在一個沒有窗戶的房間裡看著電漿螢幕）也比無法體驗大自然要來得更好。我們對於景觀都會偏好開放空間裡出現樹木、水流、動物或鳥類，以及邀請觀者前往遠方旅行的路徑。這是一個跨文化的美麗經驗，全世界都認為這是一件美好的事——腹側迷走神經的經驗普遍地共享。利用自然景觀對於修復和恢復力的研究表明，看到窗外的大自然景觀或甚至看著投影的景色，都可以讓自律神經調節回復得更快。進一步的研究也顯示，在進入壓力源之前，觀看自然景觀五分鐘能增強自律神經的恢復。在辦公室裡放大自然圖像，或者花一些時間欣賞窗戶外頭的自然景觀是否能增強自律神經系統的恢復力，並為治療的困難添加更多的安全感呢？

除了生存的需求，我們可能也因為演化而對水具有某種偏愛和敬意。在尼科斯（NIchols）和庫斯托（Cousteau）兩人共同編寫的《藍色心靈》（暫譯，*Blue Mind*，二〇一四）一書中，提出了可以透過水來降低壓力並增加幸福感的數種方法。我們偏愛於有流水的景色，比起沒有水的景色，我們能從中感覺到更強的正向效益和恢復力。值得注意的是，流水聲——不論是聽到或僅僅是回想波浪、川流或溪水——可能都具有同等的恢復力。在治療環境中以此為根據來回應人類對大然的需求，可因此送出強而有力的安全線索。

——練習——

通往治療的道路：自律神經系統如何找到自己的路

海德莉絲・艾爾斯（Heidelise Als）博士是新生兒個別化發展性照護及評估（Neonatal Individualized Developmental Care and Assessment Program, NIDCAP）的創始者，曾提及「嬰兒的道路」——指的是早產兒的家庭從走進醫院到在新生兒加護病房接觸到嬰兒，這段期間的經歷。自律神經系統在這段過程中扮演最主要的角色。你可以將個案走進你的辦公室想成是類似的過程，在踏上前往治療的過程中，他們的自律神經體驗是什麼樣的？當個案將從平凡的日常生活中踏出，進入令人卻步的治療空間，他們的自律神經系統「聽到」了什麼？

對個案而言，探索前往治療之路的最好方法，就是陪伴他們一起走這條路，時時刻刻追蹤他們的神經覺和與其相關的狀態切換。如果實際的陪伴不可行，邀請個案想像走這條路的樣子，並描述他們每分每秒的經歷。主動積極的追蹤可以幫助個案辨識遭遇的每一個安全和危險的線索，也會將你帶進他們自律神經狀態影響的共享意識裡。當意識進入神經覺，你和個案就可以探索何種有意識的行為能夠影響他們的自律神經狀態。想要與干預的主動通路一起運作，先決條件即是調節神經覺的被動通路。

在通往治療路上的練習期間，目標是辨識安全和危險的線索：

- 抵達建築。
- 進入建築。
- 來到等候區。
- 進入辦公室。
- 在辦公室裡。

思考在每一點上，什麼可能會增加安全的線索，而什麼會降低危險的線索。

提醒個案，他們的生理狀態會轉變成心理故事。在每一點上探索由神經覺所創造出的故事，接著從最後一點再想回第一點，畢竟每個個案進入和離開的線索可能都會不一樣。

當他們來到一個新地方，許多個案都會經歷自律調節失衡，從一個地方換到另一個地方會激發適應的生存反應。除了前來治療的經驗，從通往治療之路上的練習中浮現出的問題可以作為一種追蹤安全和危險線索的方式，當個案抵達、進入和離開不熟悉的空間，請幫助個案。

當你抵達工作場所，追蹤你自己的神經覺經驗，也是一個可以提供你資訊的方式。回答「我的自律神經系統是如何進入工作狀態的？」這個問題，可以讓你品味微光或認知挫折的來源。當你抵達你的辦公室，讓你的神經覺被動通路創造腹側迷走神經冥想，這時你是敞開心胸並樂意與個案見面的？還是發現自己有危險的線索造成自律神經進入保護模式？繼續回答練習中提供的問題，在你的辦公室裡追蹤你的神經覺直到工作結束為止。在一天的尾聲，安全線索對危險線索的比例能夠告訴你，今天你的自律神經系統是被滋養了，還是耗費了許多能量。

練習
線索學習單

認知和除去危險的線索，以及辨識和邀請安全的線索，都是進入腹側迷走神經狀態的安全感和連結，是讓身體願意投入治療中的必要條件。為了「點亮」安全的迴路，就必須減少危險的線索，個案也必須主動尋找安全的線索。

這個練習可以幫助個案解構與他人的互動、辨識支持或限制自律神經狀態的行為，以及思考未來用不同方式投入的可能性。線索學習單（模板在第二六六頁）提供一種使用特定經驗來追蹤被動通路、增強對安全和危險線索的認知，以及減少危險線索並利用安全線索的方式。每張學習單都包含了幾塊可以簡短描述一件意外、辨識安全和危險線索、探索解決方法和調節機會的空間。在面談中與個案一起完成這張學習單，如果個案對這個過程已經駕輕就熟，他們就可以在面談之間追蹤一個事件並利用線索學習單再次檢視。

在第一個區塊裡，請個案簡短描述一個經驗，不僅要注意具體的事件，也要他們注意自身的自律神經反應。第二個區塊則著重安全和危險的線索，透過環境、身體和社交連結系統的組成要素來尋找這兩者。填滿上述尋找區塊後，個案通常會發現安全的線索一直都存在，只是保護的自律神經狀態妨礙了他們發現這些線索。學習單的最後一部分則會讓個案好奇於未來能用不同方式連結的可能性。這些部分都鼓勵個案試著透過改變環境、具現化和社交連結系統來塑造下次的互動。

在所有建築設計中，基礎都是最重要的構成要素，它支撐著整個建築的結構。對人類來說，安全感就是這個基礎。當自律神經系統感受到安全感，踏出的步伐就能沉穩有力；當系統感受到危險，整個結構也會搖晃。神經系統會用經驗來調整，創傷後生存者的個案對於大部分細微的搖晃都很敏感。治療就是透過參與環境、具現化和關係線索建立能夠支撐自律神經系統嶄新、沉穩安全感的基礎。

第三部分　總結

當然，我們習慣的模式是大家都接受、誘人且令人欣慰。

——佩瑪・丘卓（Pema Chödrön）

作為我們個人專屬的監測系統，自律神經系統會同時參與從身體內部傳來的訊息，與追蹤外在環境的資訊。自律神經系統會有全範圍的反應並透過自律神經階序的演化來組織，是我們身體內建的保鑣，隨時都在察看是否有危險和連結的機會。在意識可察覺的範圍之外，自律神經系統負責決定要靠近或遠離人、地方和經驗。

在第三部分中呈現的技巧能建立個案自律神經意識和自律神經追蹤的能力，他們將學會如何觀察自律神經狀態的流動、開始認知到他們的生理狀態是如何創造一個心理故事，也能更進一步地將狀態和故事分離成兩個截然不同的經驗。在這個第三部分中呈現的這種多重技巧提供了些許不同的追蹤方式，這些都能支持個案發展參與的常態練習。有了常態的交友和參與習慣，個案就能夠獲得豐富的自律神經資訊。

交友和參與的能力讓個案能夠察覺自律神經狀態的川流不息。與神經系統成為朋友須要能夠自我同理——對個案來說，通常是一件相當具挑戰性的事，自我批判才是常見的習慣反應。當個案理解了他們的神經系統就跟所有人一樣，只是按照同樣的生存行為運作，他們就能逐漸開始同理自己。有位個案告訴我，她一直都認定自己有什麼地方損壞了，但自從理解了自律神經系統反應經驗的方式對整體人類來說都是很普遍的，開始讓她減少了對自己是誰的批判。

參與自律神經狀態須要能夠察覺當下的狀態，對個案來說也是一個相當具挑戰性的經驗。當一段關係久未進行安全的共同調節，過去的經驗也未能給予健康、成長和恢復的腹側迷走神經狀態任何資源，適應的生存反應就會將個案帶離當下的察覺，同時也會進入危險的感覺，而一種須要預測接下來會發生什麼的需求將會相伴個案左右。如果進入的是生命威脅的感覺，也將使個案產生此刻必須不存在的需求。他們可能會經歷警戒的、過度反應的模式，或者是遲鈍的、不反應的模式，這些模式可以因環境的事件或人際關係的事故而導致。我的其中一位個案參與了她的自律神經反應後發現，當有棵樹在她家外面倒下，她完全不受影響；但當她的朋友取消了一次聚餐，她就進入背側迷走神經的癱瘓狀態中。投入交友和參與的技巧不只奠定了下個階段的主動調節基礎，也開始影響神經系統的行為。

第二部分與第三部分為個案創造了認知自律神經系統時時刻刻的行為基礎，使用這些技巧到位，治療就可以進入自律調節並重塑它。了解人類自律神經系統並追蹤自我「在階梯上的生活」，能讓個案準備好直接投入他們反應的習慣模式，並重新改寫他們的自律神經故事。

第四部分

塑造神經系統

總有一天你會知道該做什麼，並開始動手做。

——瑪雅・奧利弗

自律神經系統是我們生活經驗的核心。如果我們說某件事對我們的系統來說是一種衝擊，或我們被個別的經驗所驅使，我們所指涉的其實是所謂的自律神經反應。我們會眼神相會、聽到聲音、看到景象、向前踏出一步、用手觸摸，我們也會探頭張望、鼓勵朋友抬頭挺胸，我們雙腳冰冷但是熱血沸騰。以上這些都描述了自律神經反應。

事件形塑了我們的自律神經系統，負面和滋養的經驗都會影響自律神經張力。在狀態之間移動、讓我們從連結切換到保護的原因，都被個體和環境的多重變量影響。我們的自律神經剖面落在從敏感和僵固到彈性和靈活的連續體上。從一方面來說，我們的神經系統精巧地調整為專門面對危險，而生存的驅力激發了持續的保護模式。迷走神經的低張力會導致過度警戒，提高驚嚇的反應，將中性的線索詮釋為有危險的，也無法辨認安全線索。另一方面，首要之務是能夠安全地連結與進入關係之中，以形成社交的連結模式和充滿彈性的轉換，來回應當前時刻的需求。在這自律連續性兩端之間的中間點就是決定要傾向於保護或連結的微妙平衡點。

自律神經反應的模式創造了風險和彈性的因素，迷走神經的張力調節了我們對正面情緒、壓力來源的反應，同時也影響了我們社交連結的能力，而較高的迷走神經張力則與環境所需的適應性反應有關。令人心安、振奮的消息是，自律神經恢復力是可以透過日經月累的努力塑造出來。

Chapter 10

作為調節系統的自律神經系統

有一個詞可以做為你人生的指引，那就是互惠性。

——珀爾·S·巴克（Pearl S. Buck）

自律神經系統是一個調節系統，會受到與他人的關係經驗所調整。在剛出生的嬰兒身上，互惠性（雙方為了達成共同目標的必要互動）的能力就已經在發展中。我們所有的人生階段，都仰賴於與他人的連結才能找到屬於自己人生的意義。

自律神經系統創造了安全感的基礎，有了它，我們才能進行必要的連結。為了進行必要的連結，一個神經系統用後退和前進的方式與其他神經系統進行溝通，產生一個回饋的迴路。如果傳輸過來的信號是安全的線索，互惠性和共振就能創造連結。如果在系統之間傳輸的是危險的線索，就會產生失去連結的反應，並導致調節失衡和保護模式。當個別的神經系統連結或排斥，就會產生互惠或破裂的結果。

違反神經預期的時候會在無意間失去連結，不論這個時刻細微如雷達上一閃而過的一個小點，或持續不斷的脫離，生物學上的粗魯經驗都會讓自律神經惴慄不安。當我們開始注意到這些時刻，我們就會發現它們其實都是日常生活的事件，例如當某人開始檢視他的手機、看向別處、因為某個突發的想法而分心。雖然這些舉動都並非蓄意要干擾連結，但無意的結果就是破裂的經驗。另一個不同的破裂經驗則源自於情緒失調和失去共同調節，類似於生物學上的粗魯，當一個人的自律神經狀態切換觸發了另一個人相對應的切換，就產生了失調。自律神經會回應社交連結系統突然、無預期出現的危險線索或失去安全線索。不同於生物學上的粗魯，破裂經驗可以是神經覺的經驗，代表它並非可以完全被意識所感知。這種失去互惠性的方式會伴隨一個強大的心理故事，也會令人感到更明確的挑釁感和此次互惠經驗的結束。

在人際關係中，有一些破裂和修復很自然，也很常出現。特羅尼克（Tronick）指出，在健康照護者和孩童的相處關係中，互相協調會占百分之三十的時間，剩餘時間裡則會發生破裂和主動修復。而在成人的關係中，與家人、朋友和同事相處時，我們可以想像生物學上的粗魯和情緒失調的時刻會相當頻繁的發生。因此，我們的目標並非是要避免這些正常的經驗，而是要建立能夠追蹤破裂的時刻和主動修復的習慣。破裂後的重新連結有時會相當尷尬，通常會很痛苦，但同時也是一個我們必須要熟練的技巧，因為它最終的結果會是回到甜蜜的連結中。

我們可以在經驗到自律神經破裂後，快速進入自我批判或批判他人的故事裡。如果缺乏互惠的基礎、共享的自律語言、對於他人的意願和為自己自律神經反應負責的能力，危險的線索將會令人無法負荷，也無法修復破裂。結果就會是反應而非反思，導致產生適應的生存反應。互惠是一種需要關係性給予和接受的神經訓練，包含了迷走神經剎車的放鬆和重新投入。互惠的能量是一種互相關心、共享親密感、在關係中交換的平衡。互惠不等於平等，同時也並非是一種好或壞的永恆同向流動。找到在互惠平等中的平衡點，是滿足我們生理需求以產生連結的必要條件。當我們在乎的人無法與我們取得平衡，我們就會受苦。無法取得互惠的失落感會轉變成破裂，同時也帶來危險的神經覺。若用最簡單的方式來描述這個經驗，就是從朋友變成陌生人的過程。修復則會讓人回到友誼的安全感中。

修復的技巧

治療師該怎麼幫助個案建立互惠和修復的能力？其中一種方式是在治療關係中進行試驗，就算是最和諧的治療關係，生物學上的粗魯時刻和情緒失調都不是孤立的經驗，有些研究也指出，在治療師和個案之間產生的破裂其實非常尋常。木蘭（Muran）和賽峰（Safran）描述了兩種破裂的類型：退後和對抗。自律神經會將破裂轉譯為背側迷走神經（退後）和交感神經（對抗）系統的活躍。當在治療關係中發生破裂，尋找會讓治療工作變成過大的神經挑戰的時刻和原因，再為個案命名它，為失調負責。以下是我與我的個案實際案例：「先暫停一下，我感覺我好像讓你一下挖得太深也太快了，你的保護系統做了它該做的事，讓你離開與我的連結。我很抱歉，請讓我再試一次，看看它會不會感覺到安全一些。」

當破裂被修復，可以成為改變的催化因素，而當無法修復的破裂對治療關係造成負面影響，通常會讓個案離開治療關係。創傷後生存者所具有的特色便是在人際關係上有破裂的經驗，也未有修復的經驗或對修復一無所知。在治療關係中，微小的、無法預期的破裂是提供個案否定經驗的機會，也就是一種修復的經驗。因治療師做出嚴重失誤而產生的破裂，會撼動治療關係，也會須要多次嘗試修復。治療師須要待在修復過程中，直到修復完成，同時也須要持續回到這個問題中：「我個案的神經系統需要什麼才能回到安全感和信任中？」

治療師與個案關係是探索如何修復的良好實驗室。想要安全地測試破裂和修復需要以下幾個基礎：

互惠的時刻：治療關係建立在治療師存在、共振和互惠之上，這個腹側迷走神經介導（ventral vagal-mediated）的過程提供了許多互惠的時刻，讓個案在注意自己的自律神經狀態時也能感覺到被支持。對許多個案來說，互惠的感覺很陌生、意外和無法預期。治療關係可以完美證明治療存在（therapeutic presence）*的結果，是個案可以在關係中經歷到安全神經覺和互惠的感覺。一旦建立好參與和信任互惠時刻的能力，個案就可以因被幫助而注意到互惠的干擾，也就是破裂的經驗。

共享的自律語言：從多重迷走神經的觀點進行治療工作，治療師和個案會共享一種自律語言。個案會先學到專注在自身自律神經系統傳輸過來的資訊，接著會學到為他們的連結和失去連結的經驗說話。

樂意信任和為自律狀態負責的能力：透過治療師的行為、使用通知和命名技巧，展示出為自律神經負責和調節的承諾。隨著時間過去，個案會因治療師給予可預期的互惠，而使得破裂的時刻變得稀疏平常、微小而不會是生命威脅，最重要的是，可以修復的時候，他們就能夠產生新的神經預期，信念會因此而轉變。

當個案對這些修復技巧感到得心應手，他們就能尋找安全的時刻來擴展他們在治療之外的經驗，成為個人人際關係的經驗。對個案來說，能夠辨識從輕鬆到具有挑戰性的人際關係，並從最輕鬆的人際關係開始這段過程，這是非常重要的。有許多可辨識的互惠時刻的人際關係，通常都可以熬過破裂的命名並且支持修復。

---

*註：治療存在包括在身體、情感、認知和精神等多個層面上與個案處於同一時刻。

練習

互惠性、破裂和修復的過程

互惠性、破裂和修復的過程是設計來作為一種追蹤互惠性並建立修復習慣的方式。在這個過程裡，個案將學到如何解構一個故事，如何用自律神經的觀點理解它，並使用神經系統引導修復的過程。重複使用這個技巧能養成追蹤自律連結的習慣、參與失去連結，和練習修復。治療師要主動幫助個案追蹤破裂的時刻，並一起探索能夠修復的方法。

- **追蹤互惠性**：追蹤互惠性仰賴於調整一段關係的狀態和切換當下的認知。當個案學會利用自律神經狀態的切換來追蹤互惠性，要探討的問題有：你的自律神經狀態是如何送出我們已經喪失互惠性的訊息？這個自律神經狀態切換是什麼？當你是創造破裂的那方，或當你是感受到破裂的那方，兩者的自律神經狀態有什麼不同？
- **注意與命名破裂**：當察覺破裂，下一步就是幫助個案關注該經驗並進行命名練習。在日常生活經驗中，我們通常會忽略或漠視破裂。如果沒有認知和命名，就無法修復破裂。

在這一步中，認知和命名都是透過自律神經系統的語言。我們要創造意義和找到須要負責的對象，而非訴說破裂的故事，破裂都是透過改變和保護自律狀態的反應（「我注意到接近失去連結的轉變」）、辨識危險的線索（「我感覺到回應你聲音的交感神經警戒」）和習慣的反應模式（「當你稍微遠離我，我就會感覺到自己被動員、想要戰鬥，然後迅速癱瘓」）來做出描述。

- **找到正確的修復**：修復是為了回到腹側迷走神經的安全感和共同調節中。為了帶來成功的修復，花一些時間探索個案的自律神經需要什麼才能感受到完整的修復和重新連結。通常會須要經過幾次的嘗試才能找到調節的字句——修補淚水的字句。回到互惠性後，修復就完成了。

- **回到連結中**：這個過程的最後一步是進行有意而明確的命名，才能回到關係的連結中。辨識這個過程的步驟，最後慶祝結果。感覺自律神經回到腹側迷走神經的狀態裡，以及社交連結系統的活躍。花一些時間來品味修復破裂並回到連結的經驗中去，這能創造一種自主期望，即能安全駕馭未來可能發生的破裂。

即便是微小的失調時刻也可能造成自律神經破裂，如果沒有認知到並進行修復，就可能導致更嚴重失去連結的經驗。有了成功的修復經驗，個案就能逐漸在投入修復的過程中對自己的能力感到有自信心，成功的修復經驗能夠建立修復的習慣。

模式與韻律

存在於差異中的和諧不亞於存在於相似中的。

——瑪格莉特・富勒（Margaret Fuller）

查看自律神經模式與韻律能透過自律神經系統的觀點在關係中清楚展現準確和錯位的區域，而非透過文字的敘述。少有關係能夠符合所有區域，這引出了以下的疑問：「是否有足夠的連結模式令人感到滿足？」「韻律是否能帶來互惠感和自律親密？」

我們可以追蹤這八個類別中的連結模式，包括日常活動、溝通、工作、玩樂、移動、物理上的親密、親密和靈性層面。是否會發生連結？如果會，有多麼頻繁？是否有發起共享的行為，或是其中一個人一直擴展他的邀請？

在每段連結中都有韻律。當韻律帶來腹側迷走神經互惠的感覺，在關係中的雙方都會被滋養。韻律也可以帶來失去自律神經的感覺，宛如因行駛在夜晚海洋中，彼此錯過的兩艘船，共存卻沒有連結。在這個不同步的經驗中，我們都會受苦。

當我們在觀察互惠性和自律親密，有幾個問題須要思考：「資源分配的韻律在哪裡？」「是否有不和諧可被調整？」「接受不平衡的區域時，關係中是否仍能感覺到被調和與共振？」「是否有足夠的自主匯合時刻支撐整體的腹側迷走神經連結？」韻律是否天差地遠，以致於無法取得互惠性？

使用以下的練習（模板在第二六九頁）來幫助個案探索他們在關係中的自律神經經驗。

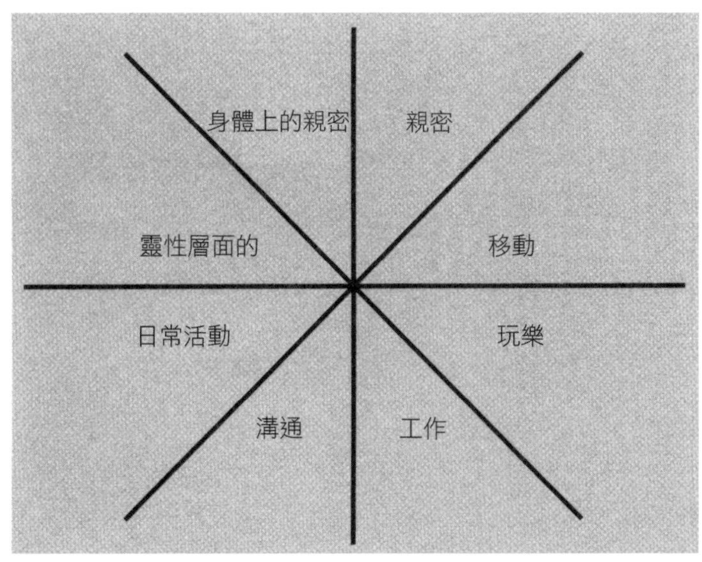

練習
探索模式與節奏

- 選擇一段關係並專注其中。這個過程可以用來檢視任何一段關係（伴侶、朋友、家庭成員、同事）。
- 在八個類別中移動，並為每個類別分析出一個普遍的連結或失去連結的模式。
- 重新檢視那些失去連結的區域。你是否帶來腹側迷走神經的能量，或是你處於保護的狀態中？是否有充足的安全線索來支持你敘述自律神經失去連結的感覺？如果答案是否定的，是否有方法可以讓你解決危險的線索以避免失去連結？
- 回到那些連結的區域並專注於模式裡的韻律。從枯竭到充盈的兩極之間，你會將韻律放置在何處？韻律是否可預測，或是會改變？當你專注於韻律，你的自律神經系統對你送出了什麼訊息？

・跳出原來的圈子，思考你區分出了哪些。整體而言，在這段關係中是否有足夠的互惠性讓你持續投入資源，好讓這段關係運作？是否有仍在腹側迷走神經掌控的錯位區域，讓你能夠接受這種錯位？為了能夠繼續支撐這段關係，是否有會帶來適應的生存反應且須要被解決的地方？當你的心中有了自律故事，你的下一步是什麼？

伴侶關係的範例

日常活動：我們有不錯的「責任劃定」，效果很好。

溝通：我們的對話可以有深度、好玩，還可以是關於一整天的計畫。但我們的對話步調不同，我的步調須要慢下來。

工作：我們的工作行程完全相反，因此我們只在假日共享一個模式。

玩樂：我們能一起玩樂，享受相同的遊戲量，雖然通常玩的都是不同的東西。

移動：我們傾向用不同的速度移動，並學習在中間相會。

身體上的親密：單方面發起，並非經常令人滿意。

親密：是一個斷斷續續的經驗，因為親密感仍然非常脆弱，也不是一直能安全地分享較深的感受。

靈性層面的：我們都沒有宗教信仰，相信自然產生的信念，但他比我需要更多靈性上的連結。如果他邀請我上教堂我會去，但我不會主動去。

人類的連結具有挑戰性，卻是生存所必須，而複雜的關係也是司空見慣的。在治療關係中，治療師會要和個案一起培養察覺的能力和塑造參與那些時刻的習慣。透過「自律合身性」來探索連結，能讓人專注於數種自律神經狀態造成的破裂和發起修復的方法。先在治療面談的安全環境中練習，再運用到日常生活的人際關係中，個案就能在面對導航連結的高峰和低谷時變得如魚得水。

Chapter 11

用呼吸與聲音調整系統

有一種呼吸的方法是可恥和狹隘的。還有另一種愛的呼吸方式，可以帶你一路走向無限。

——魯米（RUMI）

十三世紀時，魯米就知道了呼吸的力量。隨著多重迷走神經理論的發展，佩奇博士提醒了我們這股力量的存在。呼吸是一條自律神經系統的直接通路，成人的平均呼吸頻率是一分鐘十二到十八次。如果一分鐘的平均呼吸速率是十八次，那麼一個成人一天就會呼吸二五九〇二次，一年九四六〇八〇〇次，到了八十歲時總共呼吸了七五六八六四〇〇次。在每一口氣中，都存在著塑造神經系統朝向安全和連結的機會。

改變呼吸的韻律

自律神經系統會調節我們的呼吸來回應每時每刻的新陳代謝需求，我們可在害怕的呼吸和放鬆的嘆氣中觀察到這點。呼吸是自律的，我們不須要思考就會呼吸。我們也可以有意地進行呼吸，改變自律神經系統的張力。只要單純將注意力放在呼吸上，呼吸的速率通常就會下降，也能吸得更深。將手放在胸口、腹部上或肋骨旁，用物理的方式提醒我們呼吸的循環，通常也能改變呼吸的頻率和韻律。如果刻意控制呼吸的韻律會發生什麼事呢？透過改變呼吸的類型、頻率和比例，我們會投入迷走神經通路，就能影響心跳和傳輸到大腦的訊息。

「呼吸是一件有效和簡易的自發行為，它能系統性的減少和降低迷走神經對心臟的影響」。呼吸的自主調節會影響心理狀態，通常也會改善焦慮、憂鬱的症狀和創傷後的反應。普遍來說，較慢、較長的吐氣和呼吸的阻力都能增加副交感神經的活躍程度。吸氣和吐氣相互配合能維持自律神經的平衡，而較快速、不規律的呼吸和急劇的吸氣或吐氣則會提升交感神經的活躍程度。

從典型的呼吸改為慢速呼吸（每分鐘呼吸五到七次）能讓平均呼吸頻率和心理狀態產生相當大的轉變。慢速呼吸可以增加迷走神經的活躍度和副交感神經的張力，如此一來就可以創造更佳的身心幸福感。情緒和呼吸是相關的，緩慢而深長的呼吸可以有效抑制憂鬱感。在心情不好時，放慢及更深的呼吸可以讓人回到腹側迷走神經的掌控中，當自律神經狀態改變，我們的故事也能改變。

對個案而言，開始參與呼吸通常會觸發危險的線索，並激發他們的交感神經或背側迷走神經系統。有位個案精彩地向我描述了她雖然知道自己在呼吸，但從來沒有專注在呼吸上過。當她的呼吸模式開始改變，她就感受到心裡騰出一塊空間可以專注於其他事物，而這件事讓她感到害怕。第一次練習緩慢而深長呼吸的人，通常會經歷交感神經戰鬥或逃跑保護反應，但經過一到三個月後，隨著規律的練習，自律神經的活躍會從交感神經的保護模式漸漸變成副交感神經的安全感。瑪森（Mason）和其同事在瑜珈的初學者身上發現到，用相等程度的吸氣和吐氣進行緩慢呼吸，是利用呼吸來體驗正向自律切換最簡單的方法。利用這項發現，緩慢而平衡的呼吸也許是向個案安全和成功介紹呼吸練習的一個好選項。

呼吸阻力利用聲門和喉部輕微收縮來增強抵抗吐氣的力道。降低在吐氣時的空氣流動能提升迷走神經的活躍程度。喉式呼吸法（Ujjayi breath），或海洋呼吸法，是一種常見的呼吸阻力練習形式，會自然發生在學步幼兒玩積木時、兒童試圖解決數學問題時，或是成人在壓力下努力時。想像一下，在你很努力思考要想出某件事時，聆聽你的呼吸，你很可能會聽到在咽喉後側發出的聲音。呼吸阻力能讓人感受到平靜、警戒和更加專注。

嘆氣

> 嘆氣是心的自然語言。
>
> ——湯瑪斯・沙德維爾（Thomas Shadwell）

嘆氣是健康肺功能的一部分，在一小時之內會自然發生數次。嘆氣也與傷心、疲累、如釋重負，甚至是心滿意足有關。我們可以將嘆氣想成是「調節的重設者」，是反應生理和心理的需求。嘆氣可調整自律神經系統，從活躍的交感神經狀態回到副交感神經的平衡之中。深深的嘆氣真的會有如釋重負的感覺！在面談期間，我會留意個案嘆氣時刻，在此時停下並為其命名，他們的自律神經系統正在運作及調節。「你的神經系統知道你需要什麼。讓我們在調節的嘆氣中休息一下。」將注意力轉移到自律神經系統的先天智慧，可以讓個案開始相信他們的自律神經系統其實運作良好。連結到嘆氣的調節是使個案開始相信他們的身體並非已經損壞而無法修復的第一步。

嘆氣會自發的出現，但也可以刻意產生，練習嘆氣得以成為調節的資源。當個案注意到他們開始進入交感神經活躍的狀態，順暢的嘆氣通常可以降低其活躍程度，最後出現一個釋懷的嘆氣。在腹側迷走神經的狀態下，請個案透過心滿意足的嘆氣品味這個狀態。嘆氣是正常的呼吸經驗，在一天中會重複很多次，這可以讓個案利用嘆氣來作為一種威脅較小的資源。

警告：因為人們會將嘆氣作為一種典型的負面動作，當教導個案使用嘆氣作為資源，確保他們事先告知周圍的人有關嘆氣對自律神經的調節效果。

練習

轉換中的兩次呼吸

這個練習是設計來讓個案刻意在「恐懼的呼吸」（急速飆升的交感神經活躍與之有關）和「釋懷的嘆氣」（可帶他們回到腹側迷走神經狀態的安全中）之間移動，自律神經系統的功能就是能夠在兩個狀態之間靈巧地轉換。然而許多個案在面對習慣的自律神經反應模式時會遭遇挑戰，這是因為威脅的早期環境塑造了習慣的反應模式，讓自律神經進入交感神經保護模式非常容易，但回到腹側迷走神經的調節中則非常困難。當透過這個練習引導個案，他們可以感受到他們的迷走神經剎車放鬆和重新投入，以及安全轉換的可能性。

- 恐懼的呼吸伴隨著驚嚇而起，吸氣快速也聽得見，通常會短暫的屏住呼吸。一隻手會移動到心臟的位置，肩膀向上緊繃。臉看起來僵住了，眼睛睜得大大的。如果是站著，會有踮起腳尖的動作。不論是站著或坐著，都會有一股能量往上流竄，重心也會離開地面，觸發不被固定住的感覺。

- 釋懷的嘆氣從聽得見、深沉的放鬆呼吸開始，釋懷的嘆氣的特色是透過咽喉後側的收縮或微抿的嘴唇，進行緩慢而深長的吐氣和部分的阻力呼吸。嘆氣後通常會有一段時刻沒有呼吸（暫時停止呼吸）。手仍維持在心臟的位置，但肩膀放鬆。有一種臉部變得柔和的感覺，特別是眼睛周圍。如果是站著，重心會回到腳底。而不論是站著或坐著，都會有能量向下移動與地面連結的安全穩定感。

與個案一起探索他們的反應，首先注意他們狀態激發和全部或部分回到調節的經驗，再注意他們因狀態切換而創造的故事。重複練習可以在轉換狀態時建立彈性，當個案經驗到更有彈性的狀態切換後，他們關於安全感的故事也會改變。

練習

使用圖像來探索吸氣和吐氣的韻律

橫膈膜會隨著吸氣而向下收縮，在肺部產生更多空間，吐氣時則會向上放鬆，清空肺部裡的空氣。在每個呼吸循環的過程中，橫膈膜都會改變形狀，從「盤子」變成「圓頂」。為了試驗這件事，你可以交錯你的手指形成一個圓頂的形狀。吸氣時，張開你的手肘、攤平你的手臂，形成盤子的形狀。吐氣時，降低你的手肘、讓手臂回到圓頂的形狀。嘗試幾個呼吸循環的時間，體會這個韻律帶給你的感覺。

隨著橫膈膜的收縮和放鬆，每個呼吸循環都能柔和地練習迷走神經剎車。在吸氣的時候，迷走神經剎車會放鬆，心跳會因允許交感神經影響我們更多而稍微加快。並非完全放鬆的迷走神經剎車維持了調節，因而不會激發完整的交感神經系統和與他人隔絕的孤獨感。吐氣使迷走神經剎車重新投入，較慢的心跳和增強的副交感神經影響力則會支持社交連結。

這個練習邀請個案分別使用吸氣和吐氣來想像向內移動到個人獨立的經驗和向外進入與他人連結的經驗。當迷走神經剎車有效掌握呼吸的韻律，個案就可以嘗試在獨立的「自我」和互相連結的「我們」的感覺之間移動。

個案對這個練習會有大範圍的經驗。當我們介紹這個練習，可以讓他們專注於找到神經挑戰的正確程度。這個進出、感受獨我和互相連結的切換，對許多個案來說相當困難。這個練習提供了在狀態間切換時尋找安全感和彈性的機會。

對一些個案而言，吸氣和想像進入個人的經驗會帶來拋棄和孤立的故事，「安全一個人」的感覺通常讓人很難理解。孤獨可能等同於孤單，或孤獨可能必須變成一個須要受到保護的地方。調整吸氣的長度，讓個案可以透過吸氣，成功地想像分離是一個恢復之處，就能幫助這些個案創造一個不會激發他們生存系統的孤獨圖像。

對於其他個案而言，透過吐氣意象與他人連結的感覺，最初可能會過於強烈，並帶來不信任感，尤其會讓人覺得是處於危險的關係和一般被認為不適合的關係。治療這些個案時，用一端是單純意識到有他人在附近，連結到另一端是充滿歡樂的交集來嘗試看看，使用吐氣來探索這兩端之間的空間。

- 吸氣時，想像交感神經能量的微妙影響，邀請你進入你的個人體驗。感受空氣充滿全身，當肺部充滿空氣和橫膈膜從圓頂變為盤子的形狀，感受輕微增強動員狀態，並隨著吸氣探索孤獨的經驗。它將你帶進「安全一個人」的時刻時，感受吸氣的柔和。找到在孤獨和孤單之間的界線，這是讓你感受到熟悉的分離保護狀態之處，也是你神經覺從安全到危險的交界，你會認知此處並在安全的邊緣休息。
- 吐氣時，腹側迷走神經對你的影響會增加，感覺離開「自我」進到安全地與他人共處的「我們」。你可以想像與他人的呼吸同步嗎？你可以想像你的呼吸移動到連結的邊界，不完全與他人連結，剛好在可接觸的範圍之外嗎？你可能會感受到與其他人的呼吸交織在一起，或與其他許多的呼吸形成連結。在這經驗裡探索可感到安全的邊界，只有當你的神經覺依然感覺到安全才吐氣。在每個吐氣時，測試邊界和以你在連結上所處的位置為榮。

・持續呼吸的循環，吸氣進入內在的連結並與自我同步，吐氣時轉為進入與外在世界的連結和與他人的和諧之中。吸氣進入自我的經驗中，吐氣進入共享的經驗中。探索這些在每分鐘裡發生數次的轉換方式。

我們的目標是隨著時間推移，參與呼吸的韻律時能夠感到安全和舒緩，在轉換呼吸的韻律與「我和我們」之間進行移動時，能夠更加放鬆。藉由這個練習，個案將透過呼吸展開新故事。

投入呼吸的更多方法

・畫出呼吸：四方形呼吸，或稱為盒子呼吸，是一個簡單的呼吸練習，廣泛應用於教導個案如何用呼吸作為緩解焦慮的資源。這個方法是結合呼吸和想像力來描繪出一個四方形，在吸氣時繪出第一邊，吐氣時繪出一下邊，兩個呼吸循環後就能完成。吸氣時數到四換吐氣，呼氣時也數到四換吸氣。如果逐漸建立了信心，就可以增加吸吐氣之間的秒數。這個練習結合了對迷走神經有益的緩慢和平衡呼吸。改變盒子的形狀，從四方形變成長方形，接著用更深的吐氣來增加腹側迷走神經的影響，或用更長的吸氣來增加交感神經的影響。

- 吹泡泡：一個深的吸氣和一個長而緩慢的吐氣，是成功吹出一連串泡泡的必要條件。與他人一起吹泡泡可以增加玩樂的經驗。
- 吹奏一個透過呼吸來演奏的樂器可以建立迷走神經的張力，卡祖笛是一個便宜、好玩又簡單的合適樂器！
- 呼吸進入活躍的狀態：有時自律神經的需求是增加能量。呼吸練習可以審慎細微地釋放迷走神經剎車並帶來更多能量，例如火呼吸法（breath of fire）和喜悅呼吸法（breath of joy）都是刺激性的呼吸。

呼吸代表了個案的自律狀態。「你如何呼吸？」的問題與「你在你自律神經地圖上的何處？」有直接的連結。呼吸是一個直接、快速也很容易達成塑造神經系統狀態的方法。了解了呼吸的基本概念後，就可以將之作為通往調節自律神經的道路，將練習呼吸的方法帶入治療中，以及在兩次面談之間邀請個案參與呼吸練習時，就可以發揮你的創意。我們呼吸的方法訴說了好多關於我們身體狀態與我們相信的故事。

透過接收和送出聲音來調整神經系統

這個世界從來沒有安靜過。

——艾爾伯特・加謬（Albert Camus）

聲音是自律神經系統竊聽環境資訊的一個方式，我們的祖先之所以能夠生存下來，有一部分原因是能夠聽到並回應他們無法看到的威脅。即便自律神經系統經過了演化，古老的聲音記憶仍保存了下來。

聲音帶著生存的資訊，讓我們得以決定要接近或逃跑。胎兒在子宮裡聆聽，所以出生後的嬰兒已經認識了他們母親的聲音。由於自律神經系統會對不同性質的聲音做出反應，我們所居住的聲音環境會促進恢復或觸發生存反應。我們的自律神經渴望各式各樣的背景音，使社交連結系統活躍起來。

有一段出自格林兄弟童話故事裡的台詞，小紅帽說：「你有好大的耳朵。」而大野狼回應：「大一點的耳朵才能聽清楚妳說的話啊！親愛的。」

儘管耳朵的大小並不會影響我們能夠聽到友善或是危險的聲音，而是中耳的肌肉讓哺乳類動物可以聽見這些聲音。回顧我們的演化史，脊椎動物演化為哺乳類動物，顎骨首次演化出雙關節的構造，形成了哺乳類耳朵的三塊骨頭（鳥類和爬蟲類動物只有一塊）與顎骨分離。哺乳類動物現在可以聽見新的聲音，更重要的是，人類聲音的波段是在這次演化中出現的中耳所創造出來的。

我們透過聲音接收到安全和危險的線索。我們透過神經通路的先天構造，並以經驗組織而成的模式來回應。聲音的頻率和語調的變化會喚醒不同的自律神經狀態和情感經驗。自律神經系統反應低頻率的聲音（例如雷聲或卡車的引擎聲）為掠食者的聲音，而對高頻率的聲音（例如尖聲尖叫或嬰兒的哭聲）則視為痛苦和危險的信號。回應以上這些聲音時，安全的神經覺就會消失，而自律神經系統則會激發生存的反應。

聽到和看到安全感未必是獨立的經驗。控制眼皮和讓我們能夠聽到人類聲音的中耳肌肉神經通路其實是共同的通路。包括治療關係在內的人際關係裡，眼神接觸有很高的溝通價值，我們通常也會給予眼神接觸正面的意義，而針對被干擾的眼神接觸則給予負面評價。透過多重迷走神經的觀點，當我們試著在自律神經地圖上找到「恰到好處」的地方，維持和破壞眼神接觸就是狀態調節的故事。有時眼神凝視會造成太大的負擔，此時聽覺通路正是通往連結的完美道路。我的其中一位個案利用我的眼神和聲音來感受到安全感，她知道，即便她看向別處仍能聽到我的聲音，直到她準備好再次與我的眼神接觸。她說我的聲音跟著她，進入她失去連結的部分，提供她一條回去的路。教導個案有關自律神經系統的直覺智慧來調整連結的程度，接著透過眼神和聲音跟他們一起追蹤他們的調節經驗。

安全的聲音

音調是靈魂之鏡。

——普布里烏斯・西魯斯（Publilius Syrus）

根據二〇一四年的蓋洛普民意測驗，用電子裝置輸入文字是五十歲以下美國人最常使用的溝通形式。《時代雜誌》的流動性民調顯示（一份在二〇一二年對八個國家中近五千人全年齡和收入水準的調查——八個國家包括美國、英國、中國、印度、南韓、南非、印尼和巴西），約有百分之三十二的人寧願透過手機來溝通，即便是與他們非常熟稔的人也是如此。手機幫助我們能夠與他人保持聯絡，但通常都是透過非聲音的溝通。

社交連結系統的說話實踐要素是：腹側迷走神經透過控制呼吸的需求，用喉頭發出聲音，聽覺通路讓我們聽到聲音、第五對腦神經（三叉神經）讓我們變化嘴形以發出不同的聲音、第七對腦神經（臉部神經）讓我們可以產生臉部表情來配合所說的話。當我們更常使用電子郵件和手機溝通，說話的溝通變成一件非常重要的事。在聽了很多具有豐富涵義話語的一天，絕大多數人都有在內在說話的經驗，對我們自己說話是非常常見的一件事。對自己說話能夠鍛鍊腦神經參與說話的過程，讓我們能夠聽到自己聲音在聽覺上的品質，也能用語調和律韻來玩樂。

在單純的講話中，對話增加了互惠的經驗，我們用聆聽和回應的模式來鍛鍊自己的迷走神經剎車。對話具有隱含的轉向規則，讓說者和聽者可避免缺口和重疊，找到能讓對話變得流暢的時機點。當我們將能量帶入對話中，我們就能投入對話而專注聆聽，迷走神經剎車也會放鬆。如果這個模式無法在兩人之間達到同步，結果通常就會是生物學上的粗魯時刻——違反了神經預期並讓人離開連結。當對話的來回流動被干擾了，內在和外在狀態之間的移動無法平衡，我們就會經歷到自律神經失調。

許多個案都過著孤立的生活，錯失與他人正常對話的機會。缺乏社會連結不只會造成孤單的風險和自律神經憂鬱，也會造成只有極少機會可以與他人對話。對這些個案來說，只有少數的機會可以體驗到在對話中的神經鍛鍊：練習迷走神經剎車、追蹤生物學上的粗魯時刻並修復它，以及互惠性的來回韻律。將對話的互惠性帶入治療中能讓個案有機會練習，有了語言上的可預期經驗，個案就能創造安全的連結。

治療師要如何與個案一起探索他們製造和接受聲音的方式呢？透過多重迷走神經理論，我們知道了韻律的重要性——悅耳的聲音。聲音的語調可以有效傳達你的情緒狀態。一個單調的聲音，或一個太尖銳或太低沉的聲音，會讓神經系統偵測到危險的可能，而一個具有合適韻律和音調的聲音會邀請聽者進入安全的連結中。韻律訴說弦外之音、說者的意圖、自律認知，聽見在文字背後危險線索的同時卻又告訴你，你所感覺到的不是真正發生的事，是許多個案的共同經驗。事實上，人類能夠確實認知相當多用聲音表達的情緒，甚至是那些心口不一的不同情緒。

——練習——
用韻律來玩樂

- 與個案一起創造能激發他們三種自律神經狀態的文字清單，接著用不同的語調說同樣的句子來測試。追蹤每種語調造成的回應裡的微妙差異，自律神經反應是否有改變？如果狀態改變了，心理故事是否也有改變？
- 下一步，用不同的語調進行同樣的陳述。「我沒事」或「它沒有困擾我」都是常見也很容易測試的語句。請個案找出在他們日常生活經驗中熟悉的其他語句，再用不同的語調對他們說說看，接著讓他們追蹤語調的韻律如何影響他們對於每個陳述的信念。他們收到的自律訊息是什麼？讓個案也對你用不同的語調來進行這些陳述。當他們改變韻律，他們自己的自律回應又是什麼？

- 跟個案一起找出那些可預期會激發他們自律神經生存狀態的常見字句——也就是他們的語言觸發者。個案通常會找出那些會激發交感神經或背側迷走神經的特定字句，這些字句早已與危險或生命威脅的經驗綁在一起，使其可預期的進入自律神經保護模式。發掘個案的語言觸發者對他們而言十分重要，例如，我的其中一位個案找到了一個直接的背側迷走神經觸發者，他會對**離開**這個字產生反應，而腹側迷走神經卻會對**休息一下**產生反應。請個案給分享他的觸發字句他認定的重要之人，並找到可用於日常生活中的替代字句。
- 與個案一起創造可以使腹側迷走神經能量活躍的文字清單，這些字句就會變成個案的自律資源，可在治療面談之外的時間幫助他們回到腹側迷走神經的狀態中，或讓他們能欣喜於處在腹側迷走神經狀態中。這些字句可以大聲說或小聲說。在面談中使用個案的腹側迷走神經文字清單來支持他在狀態之間的轉換。在面談的尾聲，分享腹側迷走神經字句的互惠性、個案說出和接收治療師的字句、治療師也說出和接收個案的字句，這樣做能夠創造出一個自律調和的結尾。

練習
透過聲波爆發（Vocal Bursts）連結

聲音傳達了豐富的資訊。我們的語調中充斥著聲波爆發，那也是一種不用語言就能傳遞情感的常見聲音。非自發的呻吟或嘆氣和自發的聲音表達，例如「呃」「嗯」「喔」和「哼」都是聲波爆發的例子。研究顯示，當我們聽見聲波爆發，就能用相當程度的準確性接住說話者的情緒，聲波爆發在不同語言之間也相通。西門-湯瑪斯（Thomus）等人檢視了一組學生，並做出至少有十四種情緒狀態是人類可不用語言，僅用聲音就能傳達的結論。對治療師而言，不知道要說什麼和擔心會說錯話的時刻很常見。如果你不知道要說什麼，就提供一個聲波爆發，個案就非常有可能接收到你情感上的意圖。

聲波爆發在日常生活溝通中非常常見，這類溝通方式是以自律神經或情感的語調張力送出以讓自律神經接收到。我們也可以刻意送出非語言的安全和危險線索。

- 邀請個案用送出和接收聲波爆發來進行測試，幫助他們注意到在聲音兩端的經驗。他們的自律神經反應是什麼?他們的故事又是什麼?

- 確保個案有用所有類型的聲波爆發進行測試，包括送出連結訊息的聲音和送出保護訊息的聲音。
- 讓個案在沒有眼神接觸的情況下嘗試聲波爆發，如此一來，聲音就是唯一的線索，接著再加入眼神接觸和視覺線索來測試。有什麼改變了?
- 在面談期間做追蹤。當出現聲波爆發，停止面談並注意。這次的聲波爆發夾帶了什麼樣的情緒?自律神經狀態是如何改變以回應該聲音的?

其他聲音

哼（hum）來自拉丁字根 *humus*，意味著「土地」和「地面」。每個人似乎都會哼，雖然沒有任何關於哼聲的研究，但世界上有很多人都說，當他們發出哼聲，代表他們很快樂。哼聲可以增加腹側迷走神經的張力。我發現邀請個案發出哼聲來作為自律練習，通常可以帶來微笑和正面的回應。

對許多人來說，唱歌是最具挑戰性的經驗。唱歌是一種鍛鍊喉嚨、肺部、心臟和臉部肌肉以引導呼吸的形式，須要同時控制呼吸和改變姿勢，以上這些都可以調整腹側迷走神經。在團體中唱歌能夠增加互惠性的經驗。當團體一起唱歌，就會出現同步的呼吸，這能增加心率異變性，是迷走神經張力的指標。

念誦（用多個音節吟唱單個音節）結合了聲音、呼吸和韻律。念誦可增加呼吸控制，也包含了擴張吐氣。研究顯示，念誦可降低焦慮和憂鬱感，阻止壓力荷爾蒙的釋放，並增加免疫功能。卡利亞尼（Kalyani）與其同僚發現，當念誦到「嗡」（OM，與念誦到「嘶嘶嘶（ssss）」相反），邊緣系統的活躍程度有降低的現象，與刺激迷走神經的研究相似。他們因此做出了結論：很有可能是因為念誦「嗡」時，耳朵周邊振動的感覺透過耳廓通路激發了迷走神經。

數百萬年前，哺乳類動物演化出了中耳，所以我們能夠透過豐富和多樣的聲音環境與這個世界有所連結。聲音在我們的四面八方，雖標誌了危險但也邀請我們進入連結。自律神經系統先天就認定特定頻率送出的聲音是安全的，而其他的則會敲響自律神經的警鐘。我們對聲音的自律神經反應，強而有力地塑造出了危險和生命威脅的經驗。

Chapter 12
透過身體調節

當李奧納多・達文西正在創作《蒙娜麗莎的微笑》、哥白尼正主張太陽是宇宙的中心，笛卡爾則接受了古希臘哲學家相信心物分離的概念（這種主張被稱為二元論）。除了影響後世深遠，醫治身體的醫學和治療心靈的心理學也因笛卡爾式的二元論成為兩個不同的體系。這樣的生物醫學模型除了帶來豐富的醫學知識和治病技術，同時也限制了我們理解心靈在身體健康中所扮演的角色。直到最近，心理治療才聚焦在心靈對身體的影響。

范德寇科（van der Kolk）指出，雖然西方科學過去一直都對心物之間的連結分而治之，但對心物連結的理解現在已無庸置疑地改變了心理治療對待創傷的方式，現今的治療師逐漸認為有效的心理治療就是身體導向的心理治療。身體導向的心理治療是基於以下的信念：「個案與自己的關係、投入他人，以及在世界中的移動，本質上都是心物關係的經驗」。從創傷到愉悅的所有經驗都展現於身體中，而自律神經系統就訴說著這個故事。

撫觸

撫觸可以賦予生命。

——米開朗基羅

從心理治療的萌芽階段開始，對於撫觸的使用就有許多爭論。佛洛伊德首先接受了撫觸，而後又禁止撫觸。費倫齊（Ferenczi）和瑞克（Reich）是當代的佛洛伊德學派，認為身體是心理治療固有的一部分，同時也是撫觸的擁護者。時至今日的心理治療中，已不再廣泛教授作為治療干預手段的撫觸，事實上，撫觸的使用甚至還被嚴厲警告。雖然撫觸可以用於治療，但對許多個案而言，過去的撫觸經驗都是有害的，性以外的撫觸經驗可能也少之又少。對治療師和個案來說，撫觸的用處並不直觀也令人困惑。

撫觸是一種溝通的基礎方式。透過演化的觀點來觀察撫觸，密切合作的人們能夠成功生存，很有可能是因物理的接觸增進了親近感。在子宮裡，觸覺是最先出現的感覺，也是在出生之際發展最好的感官。皮膚是人類最大的器官，在我們成長和發展的過程中，觸覺也是不可或缺的一部分。早期的撫觸經驗會塑造成人的經驗。

對撫觸治癒能力的新興研究成果是無可否認的，撫觸可以引發、調節和傳達情緒。在特羅尼克（Tronick）「面對面靜止的臉龐（face-to-face still-face）」範例中，母親持續觸摸孩童已經證實了可以減少孩童因看不到母親臉龐而出現的生理影響。在一份二〇〇九年的研究中表示，接收到中等壓力訊息的成人參與者會經歷從交感神經狀態切換到迷走神經活躍的狀態，接收到輕微的壓力訊息則會增加交感神經系統的反應。撫觸會刺激自律神經系統，而刺激迷走神經會降低挫折、痛苦和壓力感並增強免疫功能。

道奇（Doidge）談論有關費登魁斯（Feldenkrais）的作品時說：「撫觸對費登魁斯而言永遠都很重要，因為他相信，當他的神經系統與他人的神經系統連結，他們就會形成一個系統，『一首新的奏鳴曲……一個新的實體』」。撫觸的行為能夠提供有關觸摸者（治療師）的狀態資訊給被撫觸的對象（個案）。撫觸可以傳遞存在感和空虛感。許多個案因缺乏人際互動的撫觸而受苦，用邁阿密大學醫學院撫觸研究機構主任蒂芙尼・菲爾德（Tiffany Field）所說的話來講，就是「撫觸的渴求（touch hunger）」。因反對觸摸的訓誡導致在心理治療上甚少使用撫觸，許多個案因此難以得到他人的撫觸。這會如何影響個案的自律神經狀態和隨之而來的故事？

透過多重迷走神經的觀點來談論和教導撫觸是讓撫觸進入心理治療過程的一個安全方式，也可以幫助個案探索友善撫觸的調節能力。回到他們的自律地圖上時，個案可以分辨什麼樣的觸摸能帶來腹側迷走神經的溫暖、交感神經的挫折，和背側迷走神經的麻木。察看自律神經反應的方式能夠分離撫觸與故事的要素，撫觸的體驗可以被作為生理事件進行探索，也可以將生理事件的程度由痛苦到快樂做連續性的評估。缺乏了環境故事，個案會開始建構新的人際關係來撫觸。他們可以分辨圍繞著他們撫觸經驗的安全和危險的自律線索，接下來就能回過頭查看先前的撫觸經驗，並追蹤他們連結或保護的自律神經反應，就能開始重寫他們的心理故事。

在世界各地，人們使用生理連結作為打招呼的方式，包括前額碰前額、磨蹭鼻子、親吻一側或兩側的臉頰，以及握手。握手是一個古老的打招呼方式，可見於古希臘浮雕、荷馬的史詩《伊利亞德》（*Iliad*）和《奧德賽》（*Odyssey*），也被刻在古羅馬的硬幣上。我們用握手進入互惠的關係中，握手開啟的一段社交互動可以增加人們對信任的認知，激發他們正向估評的能力和可信度，並減少他們的逃避行為。

用握手與個案打招呼可向他們的神經系統送出安全的線索，並讓腹側迷走神經樂意進入治療關係中，用握手結束一次的面談可作為治療連結的確認。透過握手表達連結和意圖的日常方法可激發自律神經反應，也提供了一個開放而簡單的方式讓治療師與個案談論撫觸，並幫他們追蹤他們的自律神經反應。將細膩的注意力帶入撫觸的經驗中，透過自律神經反應的階層追蹤反應，並投入明確的對話，撫觸就可以將隱含的神經覺經驗帶進明確的意識中。

如果治療師對於撫觸感到不太自在，他們就無法有效地將撫觸帶入與個案的治療中。談論撫觸是一件讓許多治療師和個案都很害臊的事，但投入對話中就能正常化他人友善的撫觸。不與個案談論有關撫觸的話題，就和與個案談論太多有關撫觸的話題是一樣的。創造撫觸的協議是一個豐富的過程，應該隨著治療的過程慢慢展開。

透過自律神經系統的觀點看待撫觸，並在觸摸的時候維持這個框架，就能夠透過物理接觸，將安全感帶進連結的強大經驗中。

用自律地圖作為指引，治療師和個案能夠創造帶有自律資訊的撫觸協議。創造帶有自律資訊的撫觸協議是一個觀察反應的機會，可將生理的經驗從心理故事中分離出來，並細微地測試不同人的撫觸。在完整定論撫觸協議之後，治療師和個案就能一起分辨不同種類撫觸所具有的共同調節性質，也能決定何時可接受撫觸與何時拒絕。撫觸是一種傳達某些特定訊息，並在了解模式和意義的人之間常態使用的有效溝通形式。心中有了這些要素後，就可與個案討論撫觸，並創造一個雙方都接受的模式，包括何時，以及如何使用觸摸來做為共同調節的資源。什麼樣的撫觸是有效的調節方式？什麼樣的撫觸可預測調節失衡？在面談過程中，何時透過撫觸能幫助調節？這些問題的答案對每個個案都不盡相同。某個個案可能會說他想要被撫觸肩膀，而另一個可能只想被撫觸手。有些個案可能會想在他們進入背側迷走神經封閉的狀態時被撫觸，許多個案在交感神經狀態被激發時只想要待在遠處，知道治療師還在那裡就好。除了向個案伸出手或撫觸他們的手臂、膝蓋或肩膀，另一個撫觸的方式是把手放在他們後背的中間。這樣做會激發腹側迷走神經的能量，值得注意的是，後背的中間同時也是心臟**脈輪**（chakra）所在之處。命名你正在做的事——「我把我的手放在你後背的中間，是為了邀請你的腹側迷走神經更加活躍，感受調節能量的回歸」——讓個案的注意力放在腹側迷走神經系統的調節能力上，提醒他們自己可具現化固有的調節資源。為了感受安全撫觸並增加調節的能量，可以靠近個案增加溫暖，個案通常會感覺這是來自他人的安全撫觸。

當來自他人的撫觸對某個個案來說不適合或不想要，個案的自我撫觸和鏡射他們的自我撫觸都是有效替代他人撫觸的選項。以下的手勢可以在個案想要時由他們做出，你可以跟著他們一起做。刻意命名的自律結果可以提醒個案他們的神經系統已經準備好要激發，以進行調節的生物資源。

- 把一隻或兩隻手放在心臟的位置上，這裡是迷走神經剎車運作的地方。
- 把一隻手放在臉的一側，另一隻手放在心臟的位置上，提醒你的系統關於臉—心連結的力量。
- 把一隻或兩隻手放在顱底，此處是迷走神經發源的地方；或把一隻手放在顱底，另一隻手放在心臟或臉的一側上，將迷走神經的根連結到更大的腹側迷走神經系統。
- 用手指在額頭上「捧」住眼睛，手掌放在眼睛上方但不要碰到眼睛，接著帶入副交感神經的能量。感受在眼睛周遭的溫度和社交連結系統的活躍。

- 最後，撫觸的經驗會儲存為觸覺的記憶，讓我們可以有意識地想起。幫助個案找到他們的正向撫觸記憶。記住，撫觸會讓撫觸變成生活中的資源。

動作

我也隨著這個移動世界的韻律起舞。

——魯米（Rumi）

即便在出生之前，我們仍安全待在子宮內時，動作對活下來依然極為重要。我們已經經歷自身為一個動作的存在，這是一種會持續一生的經驗。自律神經系統會對身體的動作做出反應，用切換姿勢來維持穩定的內在環境，並以此支持與外在世界的互動。壓力感受器（baroreceptors）是一種在血管裡的偵測器，會快速回應身體姿勢的改變，藉由迷走神經剎車的活動來增加或降低心率，有意識地改變姿勢是影響自律神經狀態的一種方式。切換姿勢會使迷走神經剎車放鬆，當迷走神經剎車重新投入也會感覺到平靜。改變姿勢（包括躺下、坐下、站著、轉向、左右搖晃、傾斜）就能改變自律神經的張力。

使用動作來塑造自律神經系統的方式就是治療球。坐在治療球上要不斷進行細微的移動，對有癱瘓傾向的個案來說，細微、持續的調整身體是避免跌落治療球，並維持足夠能量在系統內而不進入背側迷走神經封閉狀態所必須的，就結果而言，他們更能維持在現在的狀態裡。對有交感神經活躍傾向的個案來說，調整動作的強度以維持在治療球上，是一個可以自然連結迷走神經剎車的方式。

根據羅切斯特大學護理學院（University of Rochester School of Nursing study）的研究顯示，療養院的失智住戶會對搖椅有正向的反應，包括減少用藥次數、增進平衡感，以及減少表達出焦慮、憂鬱和壓力的情緒。這些結果都仰賴於被調節過的自律神經系統，多重迷走神經理論對這些結果提出了一個合理的解釋，提醒了我們「搖晃對迷走神經產生一種有效而直接的影響」。辦公室裡的搖椅是幫助個案「動作」進入調節的一種方法。

探索邊界

靠近的動作和接納的手勢創造了與他人相處時的正面態度。透過自律神經的視角，我們可能會視此為活躍的腹側迷走神經歡迎連結。伴隨順暢轉換的動作創造了朝向周遭環境的互惠性，再次與腹側迷走神經的反應相呼應。用摔落姿勢坐下的人會記得更多負面的事，而用挺直姿勢坐著的人則會記得更多正面的事。或許部分原因是來自於自律神經的張力，而當移動被限制，透過自律神經的濾鏡，通常會使交感神經或背側迷走神經活躍起來，處理情緒的能力和經驗也會受損。

自律神經系統是一個動態的系統。在三種動作的練習裡，個案使用「向內、向外和中心」的移動來探索在狀態之間的邊界，並鍛鍊運用迷走神經剎車。

練習

三種動作

・從「中心」開始。請個案找出感覺被錨定在腹側迷走神經調節中的姿勢，接著讓個案放低頭部、向前彎腰並縮緊手臂和雙腿，慢慢向內移動，同時密切追蹤他們的自律神經狀態。從中心向內移動時，會感受到安定、深度放鬆，和平靜靜止的細微差別，形成一個活躍的迷走神經剎車。請個案追蹤細緻微妙的切換，再向你描述他們每個改變的經驗。在極端的狀況下，這種移動會變成胎兒在子宮裡的姿勢，這通常與背側迷走神經癱瘓有關。讓個案來到安全的邊緣，即是狀態從滋養轉為耗盡。這就是迷走神經剎車不能再有效運作的時刻。此時，讓個案開始慢慢回到中心，注意他們伴隨姿勢改變的輕微變化。

- 請個案與自己的腹側迷走神經重新連結，並再次在中心休息。
- 接下來請個案慢慢向外轉換，向上和向外伸展手臂，抬起下巴抬頭看著天空，再弓起背部，同時密切追蹤他們的自律神經狀態。在極端的情況下，這個動作會因為暴露胸膛和咽喉而帶來脆弱的不安全感，但在到達那個狀態之前，伸展會先帶來活力、決心和愉悅。請個案追蹤這些細緻微妙的變化，並描述這個經驗，當他們抵達安全的邊緣後再次停止。這是迷走神經剎車不再能夠調節及掌控系統之處，也讓狀態從充滿活力變成無法掌控。此時，讓個案再次慢慢地從伸展回到中心，同時也回報伴隨每個細微移動的微妙變化。

在中心、向內和向外的姿勢之間移動，是一種練習迷走神經剎車的自然方式。個案可以用以上的順序來移動，或選擇彎腰或伸展的其中一種姿勢來追蹤每分每秒的變化，並連結「在邊界之間」的腹側迷走神經範圍。這些動作作為一種練習，能提供個案連結腹側迷走神經恢復平靜的力量，以及腹側迷走神經對生活充滿熱情的擴展力量。

用社交連結系統的要素來測試

與每個人的接觸都是如此難得、珍貴，我們應該保存它。

——阿內絲・尼恩（Anaïs Nin）

臉部表情、眼神凝視、音調和歪頭都是安全的信號，一旦缺乏這些信號就會讓危險的線索觸發保護自律神經狀態。一種有朋友相伴的感覺會引出安全和連結的故事，反之就會引來危險和孤立的故事，以及接近陌生人，甚至是敵人的感覺。這就是社交連結系統，它是由第五對、第七對、第九對、第十對和第十一對腦神經組成，如此形成了自律經驗。

——練習——

墨鏡測試

從臉部表情來理解情緒是社會互惠性的一部分，人在理解臉部表情時會付出最多精力在眼神上。使用墨鏡可以遮住眼睛周圍肌肉（眼輪匝肌）所送出的線索，以及眼睛對連結的搜尋。

使用社交連結系統的要素練習——眼神凝視、臉部表情、轉頭和歪頭、聲音——來測試安全和危險的線索。在每個步驟的期間，主動追蹤自律神經反應。在每個步驟後花一些時間討論自律經驗，並在練習結束時確保個案完全回到共同調節和連結之中。

雖然墨鏡測試似乎是個簡單的練習，但它能夠帶來強大的自律神經反應。這個練習強調神經覺創造恐懼、焦慮和不信任故事的力量，即便是一段長期調和的關係，看不見眼睛時，一種不安感就會隨著「現在環境變得危險」的自律故事迅速在心中升起。這個練習也告訴了我們社交連結系統恢復安全感和連結的力量，當我們又能再次看見他人的眼睛也加入了說話的聲音，自律神經系統就會放鬆，也能重新連結。

這個練習適合個人、伴侶、家庭和團體。如果人數並非一對一進行治療，治療師就會從參與者變成協調者。

- 治療師和個案都戴上一副能夠遮住眼睛、讓人看不見任何情緒的暗色墨鏡，頭一動也不動，也不發出任何聲音。這能有效限制社交連結系統送出安全線索。
- 個案摘下墨鏡，但治療師仍繼續戴著。治療師先維持面無表情、頭不動、沉默，再慢慢轉動和傾斜頭部，並透過聲波爆發（「啊啊啊」「嗯嗯嗯」「喔喔喔」）送出可供連結的聲音。

・接下來，個案戴回墨鏡，治療師摘下墨鏡，重複上一段的順序，先抑制社交連結系統再激發社交連結系統。

・最後，個案和治療師都摘下墨鏡，再透過眼神凝視、微笑、頭部自然傾斜和聲波爆發連結。這能讓人感受到釋懷感，而且通常會伴隨笑容和接近對方的舉動。回到共同連結之際，腹側迷走神經的安全感也恢復了。

心暖的

有了活躍的社交連結系統，你可以向外接觸，讓個案感受到你的溫暖。能感受到溫暖是讓人決定要如何回應他人最重要的性質，這是在幾分之一秒內就決定好了的。感受到溫暖的人會送出安全的線索，邀請他人接近與連結。

負責處理社會溫暖和生理溫暖的大腦及身體系統共享相同的通路。生理的溫度會影響我們如何感受和與他人互動，生理溫暖會促進人際溫暖。當我們缺乏社會溫暖，會下意識的想要試著透過生理溫暖來自我調節。皮膚的溫度真的會因為連結或被排擠而改變，當缺乏社會溫暖，改變室溫能增加生理溫暖，如此一來就能改變經驗。溫暖的環境、熱水澡、握著一杯熱飲或拿著暖暖包都能改變人們對他人的印象，並帶來朝向連結的正向轉換。

對生理溫暖的反應和用生理溫暖代替社會溫暖都不是意識自主的選擇。將這些隱含的反應帶入明確的意識之中，並與個案一起探索生理溫暖時刻的可能性，能增加自我調節的選項。生理溫暖雖然無法取代社會溫暖，但能減緩緊繃感。一個簡單的舉動，例如握著一杯熱茶，都能增加生理溫暖的感覺。熱水澡能降低被社會排擠的感覺；包裹在一條溫暖的毯子裡則能緩和孤立感。溫暖心靈的舉動既是生理，也是心理上的經驗。

Chapter 13

在心靈的大腦調節迷走神經

想像一條被擠得水洩不通的高速公路，擁有四條往北的車道和一條往南的車道。這就是在運作中的迷走神經。四條感官資訊的通路載滿了從身體到大腦的訊息，還有一條回應的通路送出從大腦到身體的資訊。百分之八十的迷走神經纖維都是輸入的（從身體到大腦），引導「由下而上」的流動資訊。剩下百分之二十則是輸出纖維（從大腦到身體），發源於皮層和社交連結系統核心的末端。這些通路創造了由上而下的調節機會，透過它們，我們可以投入神經鍛鍊以增強迷走神經的張力。

品味的藝術

記憶是所有甜美聲音與和諧的住所。

——威廉・華茲華斯（William Wordsworth）

品味是重新記起過往正面時刻的實踐方式，而且透過有意欣賞經驗的個別要素，可以產生和放大其正面效應。瑞克・韓森（Rick Hanson）的接受好事物（Taking in the Good）練習正好是以上敘述的極佳例子。透過自律神經的視角，品味給予腹側迷走神經能量。品味的經驗是品味過程的結果（一個將正面事件轉變為正向情感的順序）與品味的信念（一個人對於自己能夠享受正面經驗的感知能力）。

品味與調節情緒有關。我們自然而然會回憶，過往的歷史會將我們拉回到快樂的時光。有意識地重新想起這些正面的回憶是一種主動維持和深化腹側迷走神經狀態的方法，想起自身的正面回憶能幫助人們應對負面的影響。在調節和維持正面情緒上，品味也具有重要的地位，可以反過來促進幸福感。另一方面，也可以透過抑制的行為，例如減弱正向情緒經驗的強度或縮短時長進行調節。有些個案的品味信念無法加強正面的經驗，他們調節的方式是抑制正面的經驗。「我沒辦法讓自己享受它，因為我會想要更多」和「好事從來不會持續」是透過抑制行為進行調節的常見例子。

布萊恩（Bryant）和維羅夫（Veroff）區別了數種增加與延長品味經驗的方法。有兩種策略能增加品味的價值，與多重迷走神經的觀點特別有關。用言語與他人分享這個經驗，這能在這個方法中增添互惠性，接著專注於品味經驗的生理感受，這會使你能維持專注在腹側迷走神經的經驗與社交連結系統。對於在日常經驗中只有偶爾才有正面經驗的人來說，短暫的品味可以幫助他們感受到微光。不斷投入於品味中的人很可能可以保持正面的心情，即便是在缺乏正面生命事件的時候也是。

投入品味時刻是一個神經的鍛鍊，我們可以透過注意到當前時刻的經驗，或刻意的回想進入品味中。我們可以品味狀態或經驗，品味狀態時會將注意力限制在具現化的腹側迷走神經活躍的感覺，生理的感受能用以建構愉悅的行為。對許多個案來說，品味狀態是起始點——用適當的神經挑戰形成成功的經驗。用這種方式品味能夠將狀態從任何故事的要素中分離，讓個案得以注意與命名，也可以將他們的自律神經狀態視為單純的生理事件。當個案能夠品味他們的狀態，品味的經驗就能帶來組成腹側迷走神經時刻的圖像、感覺和想法，讓他們能夠欣賞自己生理與心理系統連結的方式。

在臨床治療上，治療師可以隨時留意品味的時刻，即便是在最複雜的案例裡，這些微光也經常發生，但也容易被忽視。使用品味的架構尋找腹側迷走神經的時刻，並停下來花時間注意它們傳遞給個案調節認知時刻的重要性。這並非要縮小或減少個案受苦的程度，而是有意記起和連結他們固有生物資源的行動。在飽受創傷的生活中，有些腹側迷走神經安全感和連結的細微時刻值得品味。當個案理解了品味的科學，並且變得習慣停下和品味，他們就能靠自己尋找品味時刻。

練習

品味狀態

・專注於腹側迷走神經調節的時刻。
・停留在這種狀態的生理感覺上（例如呼吸、心跳、溫暖、能量流動、內在空間的感覺）。
・想像迷走神經剎車毫不費力、順暢地維持腹側迷走神經的能量流動。
・全神貫注於完整品味這個狀態，留在品味的經驗中約二十到三十秒。

如果交感神經或背側迷走神經的反應逐漸侵入，請轉移個案的注意力，改為連結迷走神經剎車來保存品味時刻。可以邀請個案感受迷走神經剎車能量安全地調節品味的時刻。在進入品味的練習之前，這可以幫助個案創造迷走神經剎車放鬆和重新連結圖像，接下來如果有需要，可以使用這些圖像來幫助個案維持品味的經驗。個案經常為迷走神經剎車創造的圖像有腳踏車的剎車、橋梁或一扇可開啟和關閉的門。

練習
品味經驗

・專注於腹側迷走神經調節的時刻。

・感受在體內的時刻並邀請伴隨這個時刻的圖像、感覺和想法。

・主動接收完整的經驗，包括視線、聲音、情緒、信念和身體。邀請生理狀態和故事一起移動。

・全神貫注於完整品味這個經驗約二十到三十秒。

如果在品味經驗時，交感神經或背側迷走神經反應逐漸侵入，請個案分享他們經驗中個別的要素。大聲說出品味經驗的片段通常就足以讓個案回到腹側迷走神經的經驗中。

雖然品味二十到三十秒聽起來很簡單，但對許多個案的迷走神經剎車能力來說，就算在有支持的情況下，也是一個相當巨大的挑戰。如果品味從深化經驗變成抑制經驗，就喪失了品味的益處。幫助個案測試品味時，要以他們自己自律神經可支撐的時間為主。練習過後，迷走神經剎車的能力若增強，他們就能維持更長的品味時間。對於覺得維持三十秒很簡單，也可以持續品味更久的個案來說，讓他們保持在二十到三十秒的區間。這個品味的練習功用是快速給予資源。

分享他們的品味故事是一種可以強化經驗的方式。加入語言並在安全與調和的關係中分享後，這個經驗就改變了。我們用重新說故事來重溫那些時刻。當治療師邀請他們的個案分享他們的品味經驗，個案通常會有一種經驗被擴展和延伸的感覺。在面談之外，個案可以與其他有興趣的人分享這個經驗。

鼓勵個案在他們察覺到腹側迷走神經出現且想要記錄時，停下來並好好品味。雖然在品味的過程中有了互惠性可以增強和延長這個經驗，不過沒有與他人分享的品味也可以作為個人的練習，而且非常有益。

—— 練習 ——

作為資源的感圖感思

丹・西格爾（Dan Siegel）使用了 senations, images, feelings, and thoughts，這四個詞的首字形成「感圖感思」（SIFT）這個詞，我們辨別在何種狀態下會意識到感官、圖像、感受與思想。識別（discernment）是一種不鑑別（dis-identification）的方法，在這個方法下使用感圖感思就是一個分離的過程。此外，感圖感思也可以用作一種合併的過程。使用感圖感思來品味腹側迷走神經的經驗能同時帶來感官、圖像、感受與思想，創造一個按照需求返回的資源。

帕特・奧格登（Pat Ogden）在她的感覺動作心理治療模型（Sensorimotor Psychotherapy model）中，使用了「當下經驗的五塊積木」（思想、情緒、移動、身體感官、五感）來讓人留心於正向經驗。這個回想的舉動給予腹側迷走神經的時刻資源方式類似於以下的感圖感思練習。

創造一個感圖感思

在感圖感思的練習中，身體感官、圖像、情緒感受和思想的四個要素疊在一起，創造了融合腹側迷走神經投入的生理與心理經驗。有兩種找到感圖感思經驗的方式，一種是在治療面談期間聆聽安全和連結的故事，並選擇那個時刻來感圖感思。另一種是在感圖感思練習中決定要投入，讓個案主動取回腹側迷走神經的回憶來使用。

・決定好要進行哪些感圖感思的經驗後，讓個案跟你分享那個回憶的故事，並一起聆聽那些感覺最活靈活現和最好取得的要素（感官、圖像、感受與思想），以此展開感圖感思的練習。從何處開始感圖感思的練習都可以，當個案找到了他的起始點，就重複個案對該要素的陳述，開始感圖感思練習。剩下的其他要素可在後續一次次加入。

- 當個案分享了每個要素之後，複述他的描述，讓個案的文字可以回到他們身上，他們就能接收到這個經驗。每個要素都加入了之後，建構一個感圖感思的分層。建立每一層時，重複整個過程。如此一來，你就與個案一起主持了一次感圖感思，複述他們每一層的豐厚敘述能為他們建立腹側迷走神經的經驗。
- 四層都完成後，為個案描述完整的感圖感思，邀請他們在已完成的感圖感思中休憩，讓它充滿他們身心。
- 讓個案為他們的感圖感思取個標題，作為一種與新資源重新連結的簡易方法，並在一張卡片寫下標題和分層的內容，讓他們可以隨身

海灘

感（S）：溫暖的沙子在我腳底的感覺。

圖（I）：有著柔和海浪的大片海灘。

感（F）：快樂。

思（T）：我在家。

安全

感（S）：胸腔的呼吸空間。

圖（I）：站在陽光下。

感（F）：敞開的。

思（T）：我還可以。

攜帶。

創造完感圖感思，並將之作為一種資源後，下一步就是要測試並增強它的韌性。彼得・萊文（Peter Levine）發展出一種利用擺錘（來回擺動）作為安全、有意在激發和放鬆之間移動的方式。強化感圖感思時，使用擺錘來鍛鍊迷走神經剎車。個案會自然傾向於使用一種感圖感思的要素，定義它為最容易投入的通路。探索使用擺錘的第一步就是要分辨四個要素中何者對個案來說，在重現感圖感思時是最容易被激發的通路。

- 敘述四個要素，讓感圖感思在個案的心中復甦。
- 接著請個案找出一個會帶來「神經挑戰」的經驗來鍛鍊他們的迷走神經剎車。個案可能會選擇告訴你該挑戰為何，但這並非必要。在這個練習中，自律神經挑戰是唯一一種用以鍛鍊迷走神經剎車並增加腹側迷走神經彈性的方式。第一次的測試應該要是一個小的挑戰——只要足以帶來些許自律神經調節失衡即可。
- 個案在感圖感思的腹側迷走神經狀態中，轉變為對交感神經或背側迷走神經系統的影響增強時，讓他們把注意力放在已識別的挑戰上，並告訴你他們何時感受到自律神經狀態切換。

- 當個案發現他們的狀態切換了，幫助他們投入迷走神經剎車，用回想感圖感思的方式來回到腹側迷走神經的調節。從描述個案認定為最輕鬆的通路開始，再增加其他的分層，直到重現出完整的感圖感思，個案也回到腹側迷走神經的調節中為止。
- 在不同測試經驗中重複擺錘的過程，但不同經驗需要有同等程度的神經挑戰，或者是稍微強大一點的，端看個案的反應如何。重要的是，不要讓個案進入完全的交感神經動員狀態或背側迷走神經癱瘓。目標是成功放鬆和重新連結迷走神經剎車，以及建構個案能夠回到調節中的信心。
- 在練習的最後，回顧感圖感思和擺錘的經驗，明確注意個案的迷走神經剎車效能和成功在狀態之間移動的能力。

感圖感思不是用來解決具挑戰性的經驗，但它可以用來探索「即將發生」，或被個案認定

「令人挫折」的事件，以帶來更多腹側迷走神經調節的可能性。個案可以在治療過程中創造許多的感圖感思，在索引卡上寫下每種感圖感思，他們就能用簡單、易得的方式來想起和重新連結他們的感圖感思資源。我是使用螢光索引卡，對我的個案來說，已經證實了螢光卡能讓他們很輕鬆的持續追蹤，隨著時間經過，他們也能做出許多色彩繽紛的索引卡。由於互惠的重要性，我寫下自己的感圖感恩並交給他們，並添加了自己的腹側迷走神經能量。

練習

三種新方法

從腹側迷走神經的狀態中，好奇心透過一個由下而上的過程，帶我們進入探索、連結和創造意義的過程。我們也可以利用由上而下的好奇心，來主動探索新的和具有挑戰性的事件。當我們相信新資訊是可利用，探索新資訊是可控制的，好奇心就會出現。透過自律神經的視角，神經覺是安全時，我們就可以具有好奇心。對許多個案來說，任何新的東西都等同於具有危險性。支持好奇心所須的反應靈活性已被適應生存反應的僵化取而代之。邀請個案尋找新資料的練習須要被滴定，自律神經系統才能遠離生存反應，並保持足夠的腹側迷走神經影響，以將好奇心帶進過程中。

當個案開始主動塑造他們的自律神經反應模式，找到和感受小的切換是重新塑造的一個重要部分。切換思考和塑造行為的方式是透過不大也不小的改變。如同金髮姑娘原則，被認知為過於不同的會激發恐懼，太細微就不須要改變既有的模式，恰到好處則會令人感到足夠安全而得以靠近。當須要增加改變，注重細微的差異至關重要。一旦缺乏觀察，個案通常會遺漏細微改變的時刻，反而參與了他們熟悉的習慣反應。當調節失衡已經是個案習以為常的反應，個案就會需要一個方法，可以讓他們安全尋找自律神經調節的細微時刻。三種新方法是一種日常練習，可在過程中支持個案。

在做出判決和預測時，數字三非常重要。「三的規則」意指第三個重複事件，是感知一個新產生模式的關鍵點。因為個案被習慣反應模式所困住，因此感知一種新的模式既重要卻也難以捉摸。使用三的規則引導這個練習，請個案在一天的尾聲花一些時間回顧他們的自律神經反應。是否有他們會用不完全同於以往的方式反應的時候？是否有些微不同的反應方式？是否有他們的自律神經狀態不感到緊繃的時候？是否有哪個故事稍微改變了一些？這些都是重要的細微時刻，可能干預了舊的、熟悉的反應模式，這意味著改變正在發生。維持每日記錄下他們的「三種新方法」，讓個案有方法追蹤自律神經狀態的切換和與之相隨的故事。我通常會讓個案與我分享他們的每日三種新方法，我們就能一起追蹤。一名個案告訴我，雖然她仍無法想像她所說的「大寫的愉悅時刻」（upper case moments of JOY），但她發現她現在可以很好的預測將到來的「小寫的有趣」（lower case fun）。隨著時間經過，個案越來越能看見新的模式穩定下來，也開始相信那些不是他們的過錯，只是他們的慣例反應罷了。

——練習——

連續體

生存還是毀滅。

——威廉・莎士比亞

我們用類別和連續體來思考。使用類別來思考時，我們將人和事物分類到類別的兩個極端上，塑造了我們如何察覺自己的感受和與他人連結的方式。使用連續體來思考則與前者相反，我們能注意到細微之處，能夠在不同反應等級之間移動。創傷通常會創造出類別上全有或全無的思考，沒有中間地帶。創造連續體（模板在第二七〇頁）是一種讓個案得以分辨端點並探索在兩個極端之間漸進的轉換。使用調節和調節失衡的端點讓個案可探索什麼通常是不熟悉的調節領域，以及在連結和保護模式之間的空間。

- 幫助個案選出一個他們習慣的經驗或信念，並專注在上面，再讓他們命名熟悉的端點，思考什麼字詞能描述相對的另一個端點。另一個端點的字詞對每個個案來說都不一樣，通常也無法預測（破碎的投入、荒涼的連結、毀滅之地）。
- 創造完連續體之後，邀請個案開始探索在端點之間的空間。當他們想沿著連續體前進和後退，發生了什麼事？他們的自律神經狀態是如何切換的？他們的故事又是如何改變的？是什麼擋住了切換的路？
- 幫助個案在連續體上命名，並加入那些名字來畫畫。從一個端點開始，慢慢移向另一個端點。邀請個案在每個地方休息，感受每種自律神經經驗，再與你分享故事。

練習

看透狀態

當我們看透每個自律神經狀態後，一個單一的經驗就會對事件產生三種不同的觀點。個別的狀態會有不同的顏色感受、允許和限制的行為，並創造出具有他們特色的故事。腹側迷走神經的故事會包括安全和關切，交感神經系統會寫下焦慮、憤怒和行動的故事，背側迷走神經則會描述癱瘓和喪失希望的故事。看透這三種自律狀態可以幫助個案狀更深入理解造故事的方式。

- 選擇一個經驗。
- 創造一個簡單的陳述來描述這個經驗。
- 說出這個陳述，好似你正在從每種狀態中說話一樣。當你在不同狀態中說話，同樣的字句聽起來會十分不同，也會傳達出不同的意義。
- 留意聲音、感受和故事，再比較三種經驗。

連結和失去連結的經驗都很常發生，它們都是測試的良好對象。舉例來說，失去連結的經驗中，一個簡單的陳述或許是「我受夠了」。從背側迷走經神經的狀態聽來，這句話就像是沒有顏色的，也許感覺會是被打敗後的撤退，或許會帶來再也找不到連結的故事。從交感神經狀態聽來，這句話可能會帶有惡意的針鋒相對，也許會感覺到被拒絕，或許也會創造憤怒地奪門而出的故事。從腹側迷走神經狀態聽來，則是帶有溫柔體貼的聲音，感覺也許是能同理的，可能會有一個結尾優美的故事。

一個連結的陳述可能會是「我同意」。從背側迷走神經狀態聽來，這句話聽起來是沒有生機的，可能會感覺像是順從的發言，也許會帶來一個順從的故事，因為不管怎樣我都不在乎。從交感神經狀態聽來，這句話可能很刺耳，可能會感覺有挑釁的意味，也許會帶來不情願讓步的故事。從腹側迷走神經聽來，可能就會很樂在其中，伴隨愉悅的感覺，以及連結的故事。

介於兩者之間

你走來的那條路已經被沖毀，前方的路則仍隱晦不明。

——約翰．奧多諾赫（John O' Donohue）

主動重新排列神經系統的經驗是其中一種轉變。在這之前感覺不再真實，但在這之後也不清楚自己要什麼。個案認知到他們新的自律神經狀態不再適合舊的故事，狀態——故事的錯置組合激起了一種感覺不穩定、不踏實的體驗，讓人不確定如何與他人打交道，並在日常生活體驗中動作。當個案塑造他們的神經系統朝腹側迷走神經調節的方向走，就好像空中飛人停留在半空的感覺。讓空中飛人放手並飛向下一個疑問時刻，另一根握桿會出現嗎？我已經準備好抓住它了嗎？治療師會陪伴個案讓信仰之躍成真。透過自律神經的視角進行治療，治療師支持他們的個案能夠忍受「介於兩者之間」，並幫助他們給予新狀態資源，同時也給個案足夠的時間和空間形成新故事。

Chapter 14

相互交織的狀態

我們被三種自律神經系統的迴路所指引，穿梭在連結和保護的時刻之間尋找安全感。雖然大部分自律神經反應都是透過腹側迷走神經的連結來理解，但交感神經的動員作用，或背側迷走神經的非動員狀態中，也有一些經驗是包含了多於一種自律神經狀態的複雜互動。對許多個案的神經系統來說，這種須要狀態之間互相合作的經驗所帶來的緊繃感，是一件太大的挑戰。當自律神經整合狀態的能力受到限制，個案就會錯過玩樂的富足、親密的溫柔，以及敬畏與提升的鼓舞。

玩樂的魔法

知道如何玩樂是一種快樂的天賦。

——拉爾多・沃爾夫・愛默生（Ralph Waldo Emerson）

玩樂被稱為全球孩童的通用語言。對許多孩童來說，這是一個失傳的語言。我們生來就具有玩樂的直覺，但「只有在一個人是安全的時候，才會玩樂，安全和感到舒適讓玩樂成為一種會對任何不好事物異常敏感的測量標準」。玩樂被普遍認為是孩童健康和幸福感的重要來源之一，也被聯合國兒童權利公約認定為是每個孩童的權利。被剝奪玩樂權的孩童恢復精力的能力較差，容易在友誼的問題中掙扎，在自律神經狀態和情緒的調節上也會產生困難。對玩樂的渴望不會隨著童年結束而消失，玩樂也會持續塑造我們的大腦和身體。缺乏玩樂機會的成人好奇心和想像力較低，也會喪失日常生活中投入玩樂的感覺。

玩樂是一種能增強活躍和平靜之間切換彈性的神經鍛鍊。對許多人而言，玩樂的機會會帶來生存反應的調節失衡能量，而非腹側迷走神經的參與。玩樂激發從連結到保護模式的反應，有時會激發社交連結系統，有時則會觸發保護的反應。自律神經對玩樂產生的反應是被個人過往的玩樂史所塑造出來的，對創傷後生存者來說，無法預測和預期的經驗會帶來危險的線索，也因為玩樂是自發和靈活的，就會挑戰創傷後生存者維持自律神經調節、投入互惠性經驗和待在安全連結中的能力。許多個案都會逃避玩樂，因為當他們決定要嘗試，這個經驗能夠迅速從有趣變成令人恐懼。當腹側迷走神經的社交連結和交感神經動員作用同時運作，玩樂就能成為兩種自律神經狀態的混合體。迷走神經剎車放鬆後，會允許交感神經用動員作用玩樂，在動員作用從玩樂變回保護之前重新連結。可以用擬人化的方式來想像這兩種系統，握住對方的手，如果失去了這個連結，活潑的玩樂就會迅速從安全變成危險的。

多重迷走神經的玩樂須要「使用社交連結系統作為動員行動的『調節者』來進行互惠和同步的互動」。從多重迷走神經的觀點來看，玩樂是一種面對面和當下的體驗，並且發生在自律神經系統受到交感神經系統倍增的影響下，和通過迷走神經剎車主動抑制之間的移動。諺語「無法和別人打成一片（doesn't play well with others）」描述了當個案試著投入互動玩樂所固有的共同調節經驗，卻被神經覺帶來的危險線索所壓倒。

玩樂的實踐

安全的互動玩樂可以調整神經系統。透過重複的經驗，社交連結系統調節反應的能力也會增強。個案變得更能夠調節自律神經系統，面對壓力時也變得更有彈性。玩樂經常在成人治療中被忽略，但了解互動的玩樂能夠塑造正面的神經系統，玩樂對於增添個案生活品質的價值是無法否認的。

——練習——

探索玩樂的歷史

國立玩樂協會（National Institute for Play，www.nifplay.org）區分了七種玩樂的模式。每種

玩樂的模式都使用了互惠、同步的方式，只有調和與社交的玩樂是必須互動的，因此可預期會創造出這種多重迷走神經的玩樂經驗。

- 調和的玩樂（使用了嬰兒－母親凝視的第一種玩樂練習，持續互相凝視的共振）。
- 身體和移動玩樂（動態玩樂）。
- 物件玩樂（操控物件的早期經驗，使用科技來進行，常見於青少年或成人）。
- 社交或互動玩樂（兩人或以上參與社交連結系統）。
- 想像的或假裝的玩樂（創造故事和地方的不同感覺）。
- 說故事或描繪玩樂（聆聽和訴說個人的故事）。
- 創意的或幻想的玩樂（超越日常的現實，使用幻想來塑造和重塑想法）。
- 使用玩樂學習單（模板在第二七一頁）的模式，與個案一起探索他們每個玩樂模式的經驗。哪個玩樂模式曾經出現或未曾出現在他們過往的玩樂史與現在？什麼主題是顯而易見的？

練習

創造個人玩樂剖面

個案的玩樂偏好是什麼？玩樂時，伴隨特定機會而來的安全和危險線索是什麼？建立在玩樂自律神經經驗上的信念是什麼？個人玩樂剖面清楚解釋了一般被個案定義為動員交感神經能量所必須的「玩樂規則」，同時也使用他們的社交連結系統來維持玩樂的態度。進行這個練習，個案更能夠調節自律神經在活躍和平靜之間的移動，而玩樂規則也會改變。邀請個案定期重溫他們的玩樂剖面學習單，以追蹤這些改變並更新他們的玩樂規則。

使用個人玩樂剖面學習單（模板在第二七三頁）幫助個案找出每個玩樂類別中安全和危險的線索，以及環境中和關係裡的線索。他們的玩樂偏好是什麼？什麼樣的要素能為玩樂經驗帶來適當程度的神經挑戰？

用玩樂測試

玩樂的歷史和剖面學習單能讓個案察覺他們對玩樂的反應。有了這層資訊，個案就能開始安全地測試玩樂的時刻。想像多重迷走神經玩樂的經驗通常是一條可以安全開始的路，不論是大聲分享或默默感受，個案都可以使用他們的自律神經地圖來追蹤他們的反應，並調整圖像保持在適當程度的神經挑戰中，以維持玩樂的態度。

將玩樂的態度帶入治療面談中，用溫柔的互相玩笑或找到能帶來共同歡笑的經驗進行測試。比起想像的玩樂經驗，親自玩樂的時刻通常會使自律神經更加活躍。因為治療師在場也主動投入互動的玩樂，個案就能拓展他們的極限，並探索他們的玩樂邊界在何處會從安全轉變成危險的。當個案追蹤到他們的自律神經狀態切換，請使用你的社交連結系統送出安全的線索來幫助個案維持在玩樂中，並遠離保護模式。

在治療過程中加入互動的玩樂，提供個案有效的神經鍛鍊來調整他們的神經系統。透過多重迷走神經玩樂的重複機會，社交連結系統會被增強，個案也會經驗到能夠快速、有效負調控（down regulation）交感神經動員作用的能力。從嬰兒時期到生命結束，我們都渴望玩樂。我們都被與他人的連結所滋養，一個神經系統是與其他的一起共振的。

沉穩自若的溫柔

伴隨寧靜而來的是平靜的祝福。

——埃克哈特・托爾（Eckhart Tolle）

我們依賴於他人才能生存。我們須要能夠放下戒備並進入安全動員的共享經驗中，那首先會經歷我們早期的養育需求，再來是接連不斷的親密連結需求。我們如何能沉穩自若而不刺激封閉？透過多重迷走神經理論的濾鏡，當古老的背側迷走神經與嶄新的腹側迷走神經迴路一起運作，就可能變得沉穩自若。這個混合的狀態能夠產生免於恐懼的不動狀態，經歷過演化後，不動系統已經被修改為可以支持親密關係的需求。一旦背側迷走神經迴路是沉穩自若的，就可被列為一種支持社交行為的迴路。當不動行為與連結的感覺——一種不會觸發防衛姿態的感覺——相隨出現，就可能出現免於恐懼的不動狀態。

免於恐懼的不動狀態經驗會以多種不同形態出現。與他人沉默坐在一起且無需以言語來填補沉默的空檔，就是一種在平靜中感覺到安全的衡量方式。自我調節的能力須要向內尋求而變得安靜。當我們與較大的系統互動，我們每天都被預期要能夠從活躍到平靜。對那些即便只是稍微進入不動狀態，神經系統也會送出危險信號的人們來說，這些經驗都相當艱難。當免於恐懼的不動狀態經驗包含了物理接觸（牽手、擁抱、與人共舞、性方面的親密），挑戰就變得越發巨大。即便是與愛人睡在一起都可能是免於恐懼的不動狀態能力測試。安全地進入平靜的狀態須要腹側迷走神經抑制交感神經系統的逃跑傾向，並與背側迷走神經一起參與，同時也要抑制它進入保護的解離傾向中。

對許多個案而言，變得安全的自律神經挑戰仍然太過巨大。若缺乏來自於另一個社交連結系統足夠的安全線索來進行共同調節，或缺乏可靠的迷走神經剎車進行個人調節的能力，自律神經系統就會快速離開連結而進入癱瘓和解離中。透過設計自律神經測試來創造免於恐懼的不動狀態的微小時刻，可重塑自律神經反應模式，並支持在親密連結中的安全和信任感。

—— 練習 ——
探索平靜的故事

命名它

文字提供了一個溫柔的入口，讓人得以進入自律神經的經驗中。這個由上而下的平靜練習，對個案來說通常是一個安全的起始點。

- 用不同的詞描述安全不動狀態的體驗（例如平靜、安靜、不活躍、休息、接納、保留）。讓個案注意到他們對不同詞彙的自律神經反應和與該狀態相隨的信念。幫助個案找到能將安全感帶進他們沉穩經驗中的詞彙。

觀察它

使用一個觀察者的狀態思考圖像，是一種滴定探索經驗的方法。

・請個案描述一個平靜的圖像。一個安全的不動狀態時刻看起來如何？看著那個圖像，他們能否保持安全感？可以固定這個經驗的詞彙是什麼？

想像它

透過圖像的指引可以使用多種感官使體驗栩栩如生，同時也是一種以無恐懼的不動狀態進行測試的方式。

・讓個案創造具有豐富細節的安全不動的圖像，並指引他們進入該圖像的具體體驗。開始時，在圖像中尋找微小的時刻可能會是個案「恰到好處」的經驗。幫助個案投入於重複的微小時刻，並增加進一步的安全線索來支持延長安全平靜的能力。

經驗它

在治療關係的安全感即時實驗中，提供個案使用共同調節的機會，將他們背側迷走神經系統的不動狀態列入支持社交行為的迴路，而不觸發保護模式。

- 讓個案探索進入生理的平靜。追蹤自律神經狀態變化時，從動態到靜態慢慢排列。自律變化可能會很強烈也可能很細微，因此進行每分每秒的追蹤非常重要。請個案描述這個自律神經經驗並與個案一起跟著它。
- 在治療面談中，找到一個時刻沉默的坐在一起。透過與你自己的腹側迷走神經連結和背側迷走神經的迴路進入平靜的狀態，接著鼓勵個案感受自己平靜時所送出的安全線索，支持他們追蹤自身的自律切換。什麼樣的特定線索能幫助個案發覺沉默是連結的而非生命威脅？利用細微的改變並追蹤狀態的切換和相隨的故事。
- 如果練習中包含握手或牽手，將可以用於探索免於恐懼的不動狀態時刻。

測試

在日常生活中找到一些探索安全不動狀態時刻的方法，讓這個練習不只應用在治療面談中。用一些「微小和經常」的機會來重塑自律神經反應的模式。

- 幫助個案創造一個微小測試的清單，在兩次面談之間嘗試。時間點可能是在社交和工作場合中找出一些時刻來練習平靜，允許在對話中有沉默的時刻。練習安靜的坐在一個人的旁邊，找到一個安全的對象，跟他一起探索肢體接觸，包括牽手和擁抱。

能夠進入不動狀態而不激發恐懼反應的能力，仰賴於最古老和最新自律神經系統分支的攜手合作。透過由腹側迷走神經和社交連結系統所提供的安全故事，背側迷走神經就可以發揮其平靜的能力。

敬畏

居住在生命的美麗中。看著星空，就好像看著自己與它們一同奔跑。

——馬可斯・奧勒留（Marcus Aurelius）

敬畏帶來一種驚奇的感覺。它在「歡愉的上游，恐懼的邊界」。我們感覺微小，同時也與某個比自己更大的東西連結，這個連結的感覺讓我們樂於分享和關切。敬畏給我們的恩典並非是物質或社交互動，而是透過豐富的資訊所獲得的經驗，例如我們在自然、藝術和音樂中找到的。我們對山川、風暴、海洋、波浪的周而復始與自然的規律感到敬畏。

敬畏挑戰我們日常思考的方式。在某個時刻，我們走出自己習慣存於這個世界的方式。大多數關於敬畏的經驗都並非是社交連結，而是個人獨處的，這似乎也造就了讓時間慢下來的平靜時刻。然而，敬畏的後勁讓人們進入好奇狀態，也讓人們傾向與他人連結和調和。敬畏的經驗被證實可預測生理上程度較低的發炎反應，而日常的、微小的敬畏時刻則預測了未來的幸福感。我的敬畏練習是每天早上都到外頭和站在星空下，感受某個事物的一部分是如此宏大，讓我無以言喻。我也會尋找北斗星，並想像它大量地灌溉著這個世界。

敬畏會在非凡的時刻和日常生活中出現，能夠體會敬畏的微小時刻機會就在我們周遭，但我們的生活中仍然經常缺少敬畏。因為敬畏通常會在個人獨處時感受到，沒有得到可預期的社會支持個案，能夠連結到給予資源的敬畏感受。人們都有一種慾望，讓他們想要回到曾感受到敬畏的環境中，因此鼓勵個案重新回到過往令人敬畏的環境中，除了能邀請他們重新體驗敬畏，也能鼓勵他們創造在日常生活中實踐敬畏的方式。敬畏的微小時刻所帶來的正面效益，使得增加日常敬畏的感受變成幫助個案建立他們腹側迷走神經能力的有趣訣竅。

放緩步調通常是認識敬畏的先決條件，不過有時一種感受太令人敬畏，以至於它深入到我們繁忙的生活中，也會讓我們敬畏不已。音樂與藝術都是可預期且容易感受到敬畏的方式。在大自然浩瀚和規律的模式中，也確實讓人們感受到敬畏。敬畏的經驗使我們超越自己日常生活體驗的侷限，對個案而言，這個廣闊的觀點，與比自己更大的事物連結在一起的感覺，通常會令人感到心安。

──練習──
與敬畏連結

與個案談論敬畏的益處，與他們一起思考發生在非日常和日常生活中，被敬畏啟發的時刻。支持他們在日常生活中尋找敬畏體驗，建立起屬於個人的日常敬畏實踐。

- 每天尋找一個被敬畏啟發的時刻。
- 與自然世界連結，尋找在自然模式中微小的敬畏時刻。處在大自然中或看著自然景觀的圖像即可完成。
- 去戶外並感受作為一個微小人類存在於這廣大星球上的感覺。
- 用音樂測試，並找到幾首能夠確實為你帶來驚奇、驚豔或肅然起敬的樂曲。
- 我們被拉回感受到敬畏的地方，因此寫下敬畏體驗的紀錄是種能夠回想起那些地方的方式。專屬於你可以每日造訪敬畏的地方在哪裡?非凡敬畏之處又在哪裡?

提升

> 我信仰的是善良。
>
> ——第十四世達賴喇嘛（Dalai Lama XIV）

敬畏和提升是同一個情緒家族的一部分。湯瑪斯・傑佛森（Thomas Jefferson）是最早描述提升（elevation）的，慈善行為會帶給人想要投入感恩與慈善活動的強烈慾望。海蒂（Hadit）將提升描述為一種「溫暖、令人振奮的感受，人們會在他們感受到人類的無預期善行、溫暖、勇氣或同情時產生這種感受。它使一個人想要幫助他人，並成為一個更好的人」。提升具有社會關注，使其充滿了能夠對整個世界送出善的連鎖效應潛力，因為只要目睹了善行，就能促使一個人也成為善的實踐者。用自律神經的觀點來看，提升的感受可以同時使交感神經和腹側迷走神經迴路活躍起來，通常會讓人感覺到起雞皮疙瘩、眼眶泛淚，以及感受到暖意。

聆聽善行的故事和觀看利他行為的影片都可以催生提升的經驗。如果用傑佛森所主張的方式來說，提升就是一種「練習我們道德品格，從而讓它們變得更強」的方式，提升經驗是個案得以調整他們神經系統的方式。

個案的生活因為玩樂、平靜、敬畏和提升的經驗而變得更豐富。對許多個案的神經系統來說，一個或以上的這種重要練習是一大挑戰，其結果就是，在他們的日常生活中，缺少了滋養的連結。缺乏玩樂的能力、在平靜中的安全感、體驗日常生活中的敬畏，以及被提升所啟發，會使個案喪失日常生活裡的活力。這些複雜的自律通路對於調整神經系統非常有價值，同時也是好好活著和好好被愛至關重要的一部分。

第四部分　總結

快樂的程度並非快樂的關鍵，而是平衡、秩序、韻律與和諧。

——湯瑪斯・莫頓（Thomas Merton）

自律神經系統是一個不僅能夠共同調節，也能自我調節的複雜系統。我們的第一個移動都是想要透過連結來調節，但萬一安全的連結是無法獲得或不可靠，自律神經系統就會放棄共同調節，全然依靠自我調節。個案最常因神經系統被塑造成遠離連結、進入保護模式而前來尋求協助，對許多個案來說，共同調節是一件不熟悉、令人害怕，甚至是要極力避免的事。他們的自我調節是基於交感神經和背側迷走神經的生存反應。

有了多重迷走神經理論的指引，治療師能夠幫助個案投入自律干預的主動迴路來重塑他們的習慣反應。在第四部分的章節裡提供了人際互動和個人選項，讓治療師能夠與個案一起重新調整他們的自律神經通路。當個案開始重塑他們的自律神經系統，他們就會逐漸信任自己共同調節的能力，也會開始從腹側迷走神經狀態進行自我調節。一個能夠輕鬆共同調節和自我調節的自律神經系統，為個案創造了離開他們過往自我保護模式的可能性，也具現化了在連結中能夠找到快樂的系統。

結論

科學中絕大多數的基礎概念實質上都相當簡單，通常可以用每個人都能理解的語言來表達。

——阿爾伯特・愛因斯坦

共享語言是指一組普遍理解的參考資料、願景、經驗和互動，為強大的溝通打下良好的基礎，作為合作對象一同發展出來的語言（IGI全球字典，IGI Global dictionary）。人類天生就想建立連結，而其中一種建立連結的方法就是溝通。使用一種共享語言建構相同的理解能力，並有了能夠進行人際互動的參考框架，使我們感受到「達成一致」的安全感。多重迷走神經理論就是自律神經系統的語言，藉由發展和滋養這個共通語言，就能創造培養連結的溝通平台。

創造一個共享語言需要時間和目的。下定決心將自律神經的基礎加入治療中時，需要動機才能讓多重迷走神經理論的語言變得流利，也需要決心才能教導個案。治療師可採用「由內而外」的方法學習，先自己嘗試這本書上的練習，再將練習的運作方法帶入臨床實踐中。

多重迷走神經療法能夠增添自律神經系統在塑造生理經驗和心理故事上的作用，並提供各種策略來投入調節的韻律，以促成改變。有研究逐漸表明了自律靈活性（autohomic flexibility）可以隨時間經過而被增強，平衡自律神經系統可能會是一個調節神經遞質釋放的有效方式。關於「慈愛冥想」（Loving Kindness Meditation）的有趣研究發現，不只是冥想者的自律狀態會改變，就連在同一個房間中的其他人也同樣出現了副交感神經調節的變化，還有增加幸福感的徵象，而他們並不知道他們正在接收著四種慈愛的想法。腹側迷走神經能量就是具有創造如此強大連鎖效應的潛能。

教導個案多重迷走神經理論能開啟創造共享語言的過程，同時進入從自律神經的基礎進行治療的階段。最初的繪製地圖順序能將語言化為行動，附帶的地圖與追蹤技巧則提供了選項清單，如此一來便可依個案的喜好量身訂做。共享多重迷走神經理論的語言改變了治療師投入治療的方式，隨著我們越發深入，就會學到如何在自律神經階序往上爬。利用自律神經階序的架構，我們就能夠幫助個案「臨危而不亂」。

以下要分享的簡短臨床小故事是為了能夠近距離觀察在實踐多重迷走神經理論時的情況。第一則是雷蒙娜（Romona）的故事，如此命名是為了讓個案想起在貝芙莉·克萊瑞（Beverly Cleary）童書中的角色——雷蒙娜很活潑開朗。這是一位同事治療一位兒童時發生的故事，他發現透過充滿創造力的繪製地圖體驗就能夠被看見和被理解。第二個是多重迷走神經的成功故事，是另一位同事描述有關治療一位早年經歷過無法預測的依附關係個案，並努力應對無法理解或掌控的高強度反應。這個故事提供了一個看待自律調節為一種強而有力的改變方式。第三個故事是用多重迷走神經的觀點看待複雜創傷，是我自己在治療一位有複雜創傷史個案時所發生的故事，他嘗試了許多種其他的治療方法，但都無疾而終。

雷蒙娜的故事

雷蒙娜是一位我在臨床治療上碰到的九歲個案。她之所以會前來尋求協助的其中一個原因是，她深陷於看似隨機和不經意就會爆發的憤怒和挫折感中。主要的直接成因來自於她年幼手足們的身體與語言問題，她在學校時也遭受來自同儕間的社交挑戰。這些經驗經常讓雷蒙娜倒在地板上，她曾經在這些自律神經調節失衡的期間或之後，無法談論為何會發生這些事，或指出是什麼讓她心情低落。

在我的辦公室裡，雷蒙娜面對ＩＦＳ（內部家庭系統，Internal Family Systems）時就像如魚得水一般。她用黏土捏出了她的「部分」，畫下它們，並用它們在沙盒裡創造了許多故事。雷蒙娜告訴我，了解她身體裡正在發生的事真的讓她感覺好多了，也感到不那麼憤怒了。但她還是會從癱瘓進入憤怒狀態，面對家庭和學校裡的狀況時，眼淚依然會無法控制的奪眶而出，也仍然無法跟她母親或我談論到底發生了什麼事。

我在白板上用黑筆畫出一個階梯，向雷蒙娜介紹了多重迷走神經理論和自律神經系統的三個狀態，她立刻就聽懂了。我問她是否想要畫出自己的階梯？她從我手上接過了白板筆，擦掉在白板上的階梯，開始用各種顏色的白板筆來畫出她自己的階梯。最上層是綠色的、中間是紅色的、底層則是藍色的，雖然畫得歪歪斜斜，但很美。她下意識使用了不一樣的顏色來畫出她階梯的每個部分。她對於狀態之間的轉換非常好奇，同時也在廢紙上用各種顏色的蠟筆創造出恰好正確的陰影，試著仔細觀察在狀態之間是什麼樣子。

下一步，我們依據她的一天和自律神經的視角做出了一張地圖。她將白板劃分出不同的區塊，並寫下她想要在一天當中追蹤的時間。她使用了彩色泡棉軟積木來追蹤她一天中的不同時刻，我看著她非常專注又小心翼翼地選擇、排列，再重新排列紅色、藍色、綠色的積木好多次，直到她認為她所排列的順序是正確的。其中一個重要的關鍵點是，雷蒙娜說明了她如何在學校裡的特定時刻，從腹側迷走神經移動到交感神經和背側迷走神經，再從背側迷走神經回到交感神經，又退回到背側迷走神經。

我在這個過程中一直在等待，直到她大聲通知我她追蹤完一整天的紅色積木（交感神經）、藍色積木（背側迷走神經）和綠色積木（腹側迷走神經）。我問她能不能跟我說明在地圖上非常頻繁切換狀態的區塊發生了什麼事，然後雷蒙娜第一次能夠談論關於她調節失衡的自律神經癱瘓，也就是她母親曾經向我描述過的其中一次經歷。使用彩色積木的過程引導了她，雷蒙娜終於找到能夠向我描述她所經歷事件的語言，以及在那個時候，她的內心和身體發生了什麼事。這讓我首次能夠陪著她一起經歷那些無法描述、令人害怕和孤身一人的經驗。

我藉由使用多重迷走神經理論來幫助雷蒙娜追蹤她的自律神經反應對聲響、同儕和其他許多會以這類方式刺激她的事，現在，我能夠陪著她、看見她、感受她與聆聽她先前經歷孤立的自律經驗。

多重迷走神經的成功故事

當我問個案是什麼讓他前來尋求協助，他說他想要降低對事情的反應。那時我剛接受完多重迷走神經理論的訓練，也覺得這個理論能快速且有用地幫助人們轉換生活，所以決定使用多重迷走神經理論作為治療的基礎。我告訴我的個案這個理論的基礎，接著我們就開始進行地圖繪製。我們填滿了個人剖面地圖並使用上個星期在工作、在家時，或與他的伴侶、六歲大的孩子的相處作為範例，以辨別他在自律神經階序上的位置。只花了幾個星期的時間，他就能輕易地辨識他的自律神經狀態。他很快就學會如何認知癱瘓或動員的經驗，也變得對分辨是什麼觸發了這些經驗感到非常有興趣。我們完成了觸發者和微光地圖，也從觸發者中，逐漸注意到在家時與他的伴侶和孩子互動的微光。完成調節資源地圖是一個在我們面談過程中持續不斷的互動經驗，我的個案對於要有一張讓他轉換狀態的原因清單感到很興奮。在我們的面談中，我都會保留一張空白的階梯地圖。每個星期，我們都會透過多重迷走神經的觀點探索經驗，這個觀點同時也是他用於看待日常人際互動的方法。他將經歷命名為各種狀態，並不參與故事中，這讓他能夠以各種方式回到調節中。透過自律神經系統，他能夠認知到狀態轉換，也很信任生理線索。「這個信念屬於你階梯的何處？」的問題，逐漸變得重要起來。

當我的個案卡住了，我們就回顧他的早期經驗、他在共同調節上所缺乏的機會，以及這如何塑造了他的連結和保護模式。通常會有一個持續的交感神經——背側迷走神經循環，而他能夠分辨那些讓他停滯在這個循環中的故事。我們想要能夠安全地探索背側迷走神經的經驗，也想要知道他在底層的視野是什麼。在沒有故事的狀態下，他發現他能夠很快的在自律階層上攀升。當他知道自己能夠做到這件事後，我們一起聆聽從他背側迷走神經癱瘓而來的故事，以及這個故事在他移動到交感神經動員作用和回到腹側迷走神經調節時是如何轉變的。

我的個案不斷向我回報他對事情的反應降低了，也用這種方式品味了與他周遭的人的互動。他在八個月內就達到了當初來尋求協助時所設定的目標，也減少了來面談的次數，以支持他維持自律神經調的能力。令人驚豔的是，他能夠在這麼短的時間內深刻地轉換他日復一日的經驗。如同我的個案對於這個治療的效率所感到的快樂，這也是能夠將多重迷走神經理論作為我主要治療形式的機會，我對這個理論的有效程度也感到同等的快樂。

用多重迷走神經的觀點看待複雜創傷

你問我，我達成了什麼進展？我已經開始與我自己當朋友了。

——赫卡托（Hecato）

這是我與一位有複雜創傷史個案最初四年的故事。我的個案試過許多治療師的治療，也嘗試過很多種不同的治療方式後，前來向我求助。她所經歷過的所有治療過程都讓她感覺到她「比其他人都更具挑戰性」，同時也無法理解為何她沒辦法恢復。她描述了活在深沉絕望、恐懼和焦慮之中的生活，她告訴我沒有任何治療方法能幫助她，雖然她可以用很多文字形容這種感受，卻沒有能力可以從中解脫。藥物治療和心理治療都只能拓展她嘗試過的事，甚至會加重她的羞恥和絕望感。即便是最輕微地嘗試探索她的創傷史，都會讓她有種「把頭放進水裡再次感受到窒息」的感覺。她渴望穩定，卻從來沒有找到過。她無法在與他人或自己的關係中找到，也無法在自己身上找到，她的日常生活中並不存在安全感。當我向她介紹多重迷走神經理論，她有些抗拒這個理論，預期可能又會是另一場心理治療的悲劇，但她對於痊癒有不屈不撓的決心，使我們得以有更多的進展。

從治療一開始，我的個案就發現分辨「並未發生任何事」變成在這個過程中重要的一部分。我使用連結的科學來探索她早年在共同調節上缺乏的經驗，並提供了一些關於經驗是如何塑造神經系統的事實，讓她得以對自己感到有些許的自我同理。她發現對她來說，調節並不是一件容易的事，因為她從來沒有機會可以學習要如何調節。多重迷走神經理論向她說明了，雖然在童年時期就學會如何共同調節和自我調節是較為理想的情況，但神經系統的模式依然能夠重新排列，現在學會也不太遲。

我們用治療關係來主動測試共同調節。我的個案理解了她早年錯失的經驗須要被當前時刻的機會所取代，這個機會必須讓她處於一段可靠、調節良好的連結中。一致性和持續性是她認定最重要的兩項特質，而我在面談期間則向她展現可預測性、穩定性和腹側迷走神經的共同調節，持續了好幾個月後，就在某一次我們的面談中，她過度反應的神經系統逐漸沉穩，好奇心也開始湧現。在這一路上，我也有無法避免自律調節失衡的時候，而向個案定義這些時刻是非常重要的。她告訴我，追蹤我自己的神經系統並命名調節失衡的時刻，幫助她相信她的感受與神經覺都是對的，也相信我對她來說是安全而不具威脅。

「並未發生任何事」的另一個重點是，用自律神經的方式進行治療不會挑戰她的故事。我們以多重迷走神經的視角走上另一條道路，她學會了如何將她的自律神經反應從她的故事中分離出來。她練習了注意、命名和直面自己反應的技巧，也懂得尊重如同她所描述的「走出困境」只是適應的生存反應，而非根本的性格缺陷。她發現不須要對一次又一次地走到盡頭感到羞恥，當她不再為自己的反應感到羞恥後，她突然意識到反應才能生存下來，也接納它們讓現在的生活變成難以承受這件事。

我的個案就像許多創傷後生存者一樣，都有一個被她稱為「對希望過敏」的系統。她很喜歡多重迷走神經理論並未依賴於希望，而是立基於科學之上。有了多重迷走神經理論的基礎，讓她學會了欣賞自律神經階序，也明白了她的系統有種內在驅力讓她傾向於往階梯的上層移動，最終進入調節。她的童年創傷創造了一條不同的軌道，而在她成人後的生活中創傷事件則鞏固了保護的模式，但她想要相信提出自律神經系統的科學，如果有機會，可以學到面對自己的新方法。

她將我們的治療工作描述為「微光的穩定飲食」，讓她再次感覺到生活被縫補起來。品味微光的經驗開始細微地變換她的故事，因為腹側迷走神經微小的安全時刻與她舊的生存故事不再相符。她開始經歷到安全的可能性與新展開。她察覺她混亂的時刻變得沒那麼令人退卻，也更令人能夠接受，而用自律神經狀態的變換來思考生活經驗與自己根本上有缺陷的思考方式截然不同。

有了繪製地圖、追蹤自律神經狀態、接觸與找尋調節（人際互動和個人調節）的能力，我的個案感受到具體安全感的時刻終於來臨。她最近告訴我，信任不再是需求和依賴的語言，現在已經變為彈性的語言。她喜歡多重迷走神經理論給了她追蹤調節級別的可驗證技巧，這無關乎對錯，也不是生存和希望的競爭。

我的個案描述她自己為一件正在創作的作品。不再反復出現自殺傾向，取而代之的是更常出現具體的安全感。雖然學會追蹤她的自律神經狀態變換並不保證能夠一直輕鬆，但如同她所言：「那提供了一種可靠的方式度過調節失衡，我現在能夠活在緊繃的時刻下，注意與命名，也對我的系統調節能力充滿了信心。」

我的個案最近反思了過往的治療經驗，談論了關於她是如何一次又一次的尋求治療。大多數治療師和治療方式可能都有效，但缺乏了多重迷走神經的基礎，她療傷的能力註定無法維持下去。我的個案和我現在有了基礎，可以安全地引入其他療法來治療未解決的創傷。即便加入了其他療法，我們仍需要多重迷走神經來參與自律神經狀態，找到治療面談中正確程度的神經挑戰，並跟隨她的自律神經智慧。仰賴她對自律神經系統的知識、可預期的共同調節機會，以及可靠的自我調節技巧，這些創造了安全的神經覺，支持創傷治療的艱難工作。

透過多重迷走神經的濾鏡

我徜徉在可能性之中。

——艾米莉・狄金森（Emily Dickinson）

從多重迷走神經的角度來看，創傷治療臨床工作的起始點就是交友的過程。個案通常會感覺到正在與自己的自律神經系統交戰，同時也會感覺被韻律失衡的模式所背叛。除了臨床診斷，邀請個案將他們的行為和信念視為幫助生存的適應性反應。重點在於多重迷走神經可以幫助個案放下他們所背負的羞恥枷鎖。

透過繪製地圖的過程，個案變得能夠察覺人類的自律神經系統所共享的常態反應，並發掘專屬於他們系統的獨特模式。與其一直處於「太多」的感受裡（例如太黏人、情緒化、陰晴不定、焦慮、不穩定），個案可以重新定義他們自己為內在監測系統對危險的線索太過敏感了。注意、命名和面對他們的反應而不帶有羞恥感，開啟了學習以新方法導航神經系統的過程。當個案的內在世界重新組織後，他們的狀態轉換就會變得更加細微，也會認知新的調節方式，並開始以充滿彈性的衡量標準來處理自律神經的觸發者。

我們是由共同調節的需求和能力所定義，「多重迷走神經理論……將注意力從個體身上轉移，改而從脈絡看待個體」。在治療中的多重迷走神經理論中得知，共同調節是自我調節的先決條件，而創傷史與缺乏安全和可預期的共同調節經驗有關。我們知道共同調節並未創造依賴性，而是為個案建構了自我調節和恢復力的基礎，在心中有了這層基礎後，我們就能利用治療關係來提供頻繁、可預期的共同調節機會。

神經覺不斷傳遞著資訊。是安全的線索讓環境變得安全，或是危險的線索帶來離開連結的需求？遠在我們可以思考一個回應之前，我們的自律神經系統就已經做出了反應，而反復出現的個別反應則塑造了習慣的反應模式。透過多重迷走神經，我們知道這類的生理狀態創造了心理故事。個案關於他們自己、他人和人際關係的故事都被固定在他們的自律神經狀態裡，在調節的狀態中個案能有較為大膽、廣闊、具創造力的想法，甚至也許更有靈性。

多重迷走神經理論承諾幫助個案從他們的創傷史中離開，進入被自律神經系統的科學所鞏固的更幸福人生。將多重迷走神經帶入心理治療的技巧在於尊重自律神經系統的內在智慧，找到正確程度的挑戰來重塑保護模式的同時，也給予連結的模式資源。

知道安全和連結的腹側迷走神經狀態其實就是支持改變的狀態，治療師的首要責任便是具現化這個狀態，並幫助個案進入安全感之中。在個案的保護模式之下是等待培育的連結模式。「此刻，自律神經系統需要什麼才能在階梯上攀升回到安全之中？」這個問題正是指引治療的關鍵疑問。

當個案談及關於他們正處於混亂的時刻，我提醒他們可以加入「目前無法」這個詞，並邀請自律神經系統持續朝調節的方向前進。「我無法在連結中找到安全感……目前無法。我無法良好的調節……目前無法。我無法找到一段可靠的共同連結的關係……目前無法。」**目前無法**是一個強而有力的腹側迷走神經的詞彙，它是改變的預兆。

這本書呈現了許多繪製地圖、導航和塑造自律神經系統的方法，同時也是一封通往創造力的邀請函。一旦多重迷走神經理論從認知上的理解轉變成具體的領悟，投入調節韻律的可能性就會是無窮無盡的。

附錄：自律冥想

冥想方法遵循以下的描述列表。

舊的迷走神經：這個冥想是「張開眼睛」的冥想，使用迷走神經的圖像作為焦點。隨著感受迷走神經通路具現化的邀請，將注意力集中於圖像上，這為聽者提供了安全進入與自身自律神經系統連結的方式。

尊重迷走神經剎車：這個冥想將意識帶到迷走神經剎車的角色上，將聽者帶入經驗的洪流中，伴隨著迷走神經剎車放鬆和重新投入，這創造了品味迷走神經剎車能力的經驗。

整合的系統：這個冥想帶領聽者在體內平衡中參觀自律神經系統。這個冥想強調自律神經系統的三個分支各自不反應時，在增加幸福感上所扮演的角色，以及讓人意識到一個整合的系統的感受。

自律導航：這個冥想創造了「在腹側迷走神經土地插上你的旗幟的經驗」，並在活躍的腹側迷走神經狀態中使用這個固定方式來安全連結交感神經動員作用和背側迷走神經癱瘓狀態。

感受臉－心連結：這個冥想用觸摸和圖像帶給臉－心連結活力。

繪製、追蹤、榮耀、滋養：這個冥想邀請聽者賦予他們的自律地圖生命，並造訪他們一天的「形狀」。

安全平靜：當迷走神經的分支連結在一起，這個冥想會造訪迷走神經的通路，從而為平靜帶來安全感，邀請聽者進入寧靜的經驗和安全休息的狀態中。

仁心：為了治癒，這個冥想將意識帶到活躍而持續的腹側迷走神經能量上。

舊的迷走神經

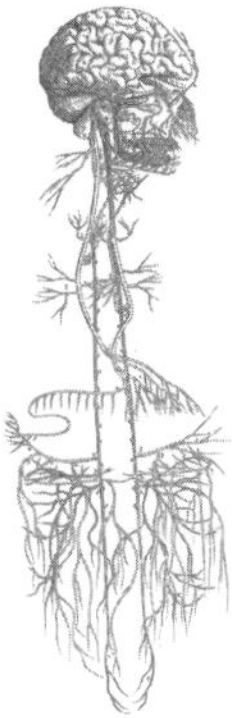

將視線安放在迷走神經的圖像上，也是第五對腦神經、最長的腦神經，它被命名為流浪者，而這名稱是恰如其分的。

跟著迷走神經的通路，從你顱骨的基底往下延伸到它們深埋在你內臟裡的根。

感覺深入這些神經纖維的分支。

感受能量在迷走神經公路上下流動。

品味這個已被具現化為家的熟悉感。

尊重迷走神經剎車

如果閉上眼睛能讓你感到舒適就閉上眼睛，或單純放鬆你的視線以向內連結。當迷走神經剎車支持你能夠連結，就開始探索它的行動。想像你的迷走神經剎車像是腳踏車上的剎車，釋放它以加速，再重新投入來放慢你的移動。暫時玩味這個圖像，感受加速和放慢的感覺。

迷走神經剎車會引導能量與經驗的高峰和低谷。吸氣時感受加速的暗示，吐氣時感受放慢的速度和它的廣闊。吸氣時感受能量的增加，吐氣時感受輕鬆感的回歸。

想像迷走神經剎車的放鬆和釋放，經歷愉悅、興奮、熱情、警戒、興致、主動投入的升起，讓這些能量充滿你。

現在想像你的迷走神經剎車重新投入，感受它帶來的平靜、輕鬆、放鬆和單純的快樂。

稍微探索自己，感受迷走神經剎車所引導的能量升起與落下。讓迷走神經剎車的行動變得可見。放鬆和回歸，釋放和重新投入，讓這些經驗充滿你。

準備好回到外在的連結時，最後花一些時間感謝迷走神經剎車的行為。

整合系統

將意識從外在事物轉到向內的經驗上，由此開始。如果閉上眼睛讓你感到舒適就閉上眼睛，或單純放鬆視線。當開始進行整合自律神經系統的性質探索，允許自己離開與外在世界的連結，向內在進行連結。這是一個處於平衡中的系統，自律經驗的三個分支將它們的能量整合在一起合作，帶來健康、成長和恢復。進入與這些調節能量的連結中……。

從古老的背側迷走神經分支開始，自律神經系統的這部分位於橫隔膜之下。可視化你的橫膈膜，那是在肋骨最底下的肌肉，它分隔了胸部和腹部。接著開始緩慢沿著消化道往下移動，感受胃、腸，感受帶來營養、滋養你的消化過程。這裡是背側迷走神經的領域……緩慢、謹慎、穩定的，花一些時間感受這個古老的脈動。

現在，往上移動到交感神經分支，找到移動和能量。感受脊隨，再感受背的中央。感受交感神經系統不斷循環運送血液，影響心率，時時刻刻調整你的體溫。這裡的韻律喚醒了你。感受能量的攪動，沉浸在這個移動的邀請中。

現在，找到最新的分支，腹側迷走神經，回到橫膈膜再往上移動到心臟、肺及咽喉。這是呼吸、跳動和聲音的系統。感受釋懷的吐息，感受心臟的韻律，喉頭的振動。持續往上到臉、眼睛和耳朵。找到投入的能量……將你拉向連結。允許那股能量建構並充滿你。

從此處，調整為腹側迷走神經眷顧自身系統的溫柔方式，帶來調節的能量，讓交感神經和背側迷走神經分支能夠好好的運作，並沉浸在體內平衡的經驗中。

自律導航

如同探索者以插上旗幟的方式占領新土地，在腹側迷走神經狀態的領土上「插上你的旗幟」，感受自己在系統所給予的安全能量中紮根，深深吸一口氣。每一次的吐氣都沿著支持安全感和連結的通路移動，你的心率是有韻律的；你的心跳帶來了幸福感。你處在自律神經的安全迴路中，身體到大腦的通路會送出穩定的訊息，而大腦到身體的回傳通路則創造了安全的故事。從這層安全的基礎上，在腹側迷走神經系統插上自己的旗幟，能夠開始探索自身的交感神經和背側迷走神經的反應。

接觸交感神經系統的動員能量後，你的呼吸會改變，心率開始加速，你想要移動，想法開始在腦中打轉。想像交感神經的汪洋和移動到此處的能量動員了你的系統，使其開始行動。也許你可以感受到狂風呼嘯，攪動了海面，與浪濤洶湧的感覺——滾動的破壞者、粉碎的大浪。請注意到你可以安全地導航這股交感神經的風暴，你被安全迴路牢繫著。記住，你的旗幟完好如初地固定著，它深深埋入堅固而厚實的腹側迷走神經調節的土地裡。

回到你插下旗幟之處。感受呼吸和心率的調節能量，感受胸口的暖意，感覺腳下堅實的土地，你的腹側迷走神經在送出安全的信號。

現在，平緩的開始下降到背側迷走神經狀態。這並非要脫離當下意識讓變得麻木的背側迷走神經下降，這只是一個讓腳趾頭輕輕感受離開連結的測試而已。能量逐漸從身體溜走，一切都開始慢下來。感受到你的移動受到限制，滴定這個經驗能主動回想起你與你腹側迷走神經的連結——最先插上你的旗幟之處。感受那些控制你背側迷走神經下降深度和速度的調節能量。你正在沿著一個斜坡移動，而非跌入深淵。你的旗幟是安全的，穩住你在腹側迷走神經調節之處，讓你能夠安全探索背側迷走神經的經驗。

回到你在腹側迷走神經調節中開始這趟旅程的地方，然後再回到旗幟之處。在自律神經安全迴路引導下，品味與交感神經系統和背側迷走神經反應交朋友的方式。

感受臉—心連結

如果閉上眼睛讓你感到安全就閉上眼睛，或單純放鬆視線。將手放在頭骨的底部，腦幹就位於此處，也是社交連結系統的演化起源。專注於腦幹與脊髓的交會處，同時也是五對腦神經交會而形成你的臉—心連結通路的地方。在這裡休息一會兒，感受連結任務的開始。

現在，移動雙手，將其中一隻放在臉的一側，另一隻放在心臟的位置。感受能量在雙手之間流動，從臉到心臟，再從心臟回到臉。從這兩個方向跟著這條通路。

探索你的臉—心連結尋求接觸和安全信號的方式，感受這個系統向世界探尋、聆聽歡迎的聲音、尋找友善的臉孔、轉動和傾斜頭部以找尋安全感。感受心臟一同加入了這趟探尋之旅。

現在，感受這個系統正在放送安全的信號，你的眼睛、聲音、頭部的移動都邀請他人進入連結。心臟也以自己的方式送出歡迎的信號。

在送出和搜尋的經驗之間移動，放送和接收。

花一些時間品味你的臉─心連結的通路。

繪製、追蹤、榮耀、滋養

閉上眼睛或單純放鬆視線，接著融入自律神經系統的舒適意識中。讓自律地圖甦醒過來，在心中想著地圖並看著它，找到你所在的位置。

探索地形，你的自律旅程今天帶你前往了哪裡？再次追蹤你走過的路，看看這一路上你所標記的個別時刻。

花一些時間反思這些經驗，注意你路徑的形狀，今天自律通路帶你前往的方向。

在地圖上找到陡峭傾斜的大型狀態切換。

注意在柔和曲線中找到的細微切換。

感謝神經系統為了你的安全而帶你途經的這一條路，這段時間中你走過的這條路——到這個你地圖上的特定地點。

花一些時間聆聽地圖所訴說的自律故事。

安全平靜

閉上雙眼或放鬆視線，只要能讓你在這個時刻感到舒適即可。當開始向內移動，創造一個意念來探索寧靜的感覺和安全地處於平靜時刻。

進入與迷走神經的連結中，感覺不動狀態的古老能量與連結的嶄新能量融合在一起，同一個神經的兩個分支一同創造出免於恐懼的平靜體驗。

當開始從行動進入平靜，感受這兩個迷走神經通路的神經纖維彼此伴隨。感受智慧的社交迷走神經確保古老的保護迷走神經在這一刻感受到安全，以進入平靜的狀態。感受你的系統逐漸進入免於恐懼的平靜。

先暫停一會兒或一瞬間。感受兩個迷走神經迴路在安全的腹側迷走神經故事裡進行整合，而你的背側迷走神經帶來了平靜。從這個安全得足以維持平靜的狀態中，你能夠進行反思，也已經準備好平靜地坐著並品味親密的連結。

仁心

閉上眼睛或單純放鬆視線。找到一個在體內讓你可以感受到腹側迷走神經能量攪動之處。這個地方可能會是心臟、胸口、臉部、雙眼後方，或某個對你系統來說獨特的地方。感受你善良能量誕生之處，融入該處一會兒。

當腹側迷走神經能量流經全身，參與這股流動。也許會有一種暖意擴散的感覺，也許你會感覺心臟似乎在擴張，或者你會感受到胸口有股幾乎要滿溢而出的能量。你的雙眼可能會有點刺痛，或者是喉嚨可能會有點緊繃。花一些時間了解自己的這股腹側迷走神經能量流動的個人體驗，停下來並品味這個狀態。

現在主動想像使用這股能量來治癒。感受這個狀態關心和同理地抱住另一個人、另一個系統的力量。

可視化那些你可以主動使用這個狀態塑造世界的許多種方法。

也許正在腹側迷走神經狀態的能量流動裡，為了減輕你深愛的人的痛苦而抱著他。

也或許，你就是那個在調節失衡途中，腹側迷走神經系統被活化了的人。

花一些時間認知在你的生命中和世界裡，那些需要你腹側迷走神經能量的人和地點。想像從你充沛的腹側迷走神經能量進入他們的連結中。

透過主動、持續、有意識的提供腹側迷走神經的能量，你成為了良善、慷慨、高尚、同理、友善與普世的燈塔。

創造一個意念以送出仁心。

學習單

你可以在 www.rhythmofregulation.com/Worksheets.php 找到以下的學習單。

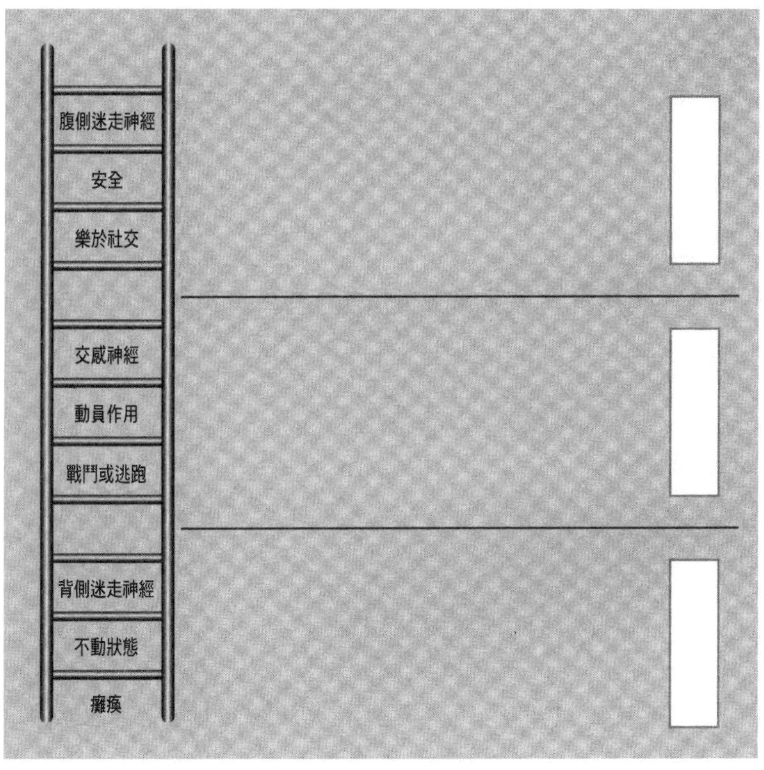

個人剖面地圖

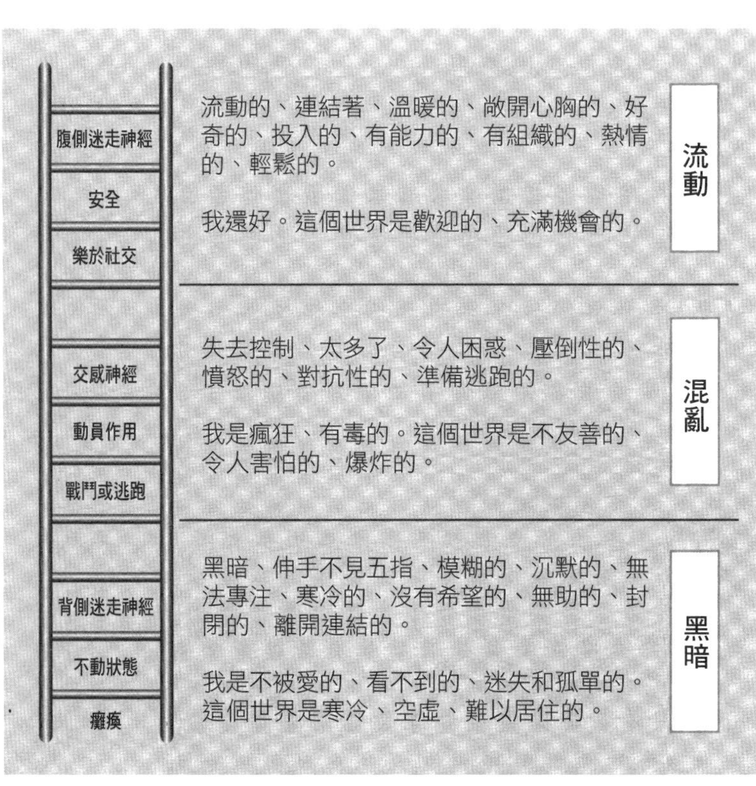
腹側迷走神經
安全
樂於社交
交感神經
動員作用
戰鬥或逃跑
背側迷走神經
不動狀態
癱瘓
流動的、連結著、溫暖的、敞開心胸的、好奇的、投入的、有能力的、有組織的、熱情的、輕鬆的。
我還好。這個世界是歡迎的、充滿機會的。
流動
失去控制、太多了、令人困惑、壓倒性的、憤怒的、對抗性的、準備逃跑的。
我是瘋狂、有毒的。這個世界是不友善的、令人害怕的、爆炸的。
混亂
黑暗、伸手不見五指、模糊的、沉默的、無法專注、寒冷的、沒有希望的、無助的、封閉的、離開連結的。
我是不被愛的、看不到的、迷失和孤單的。這個世界是寒冷、空虛、難以居住的。
黑暗

個人剖面地圖範例

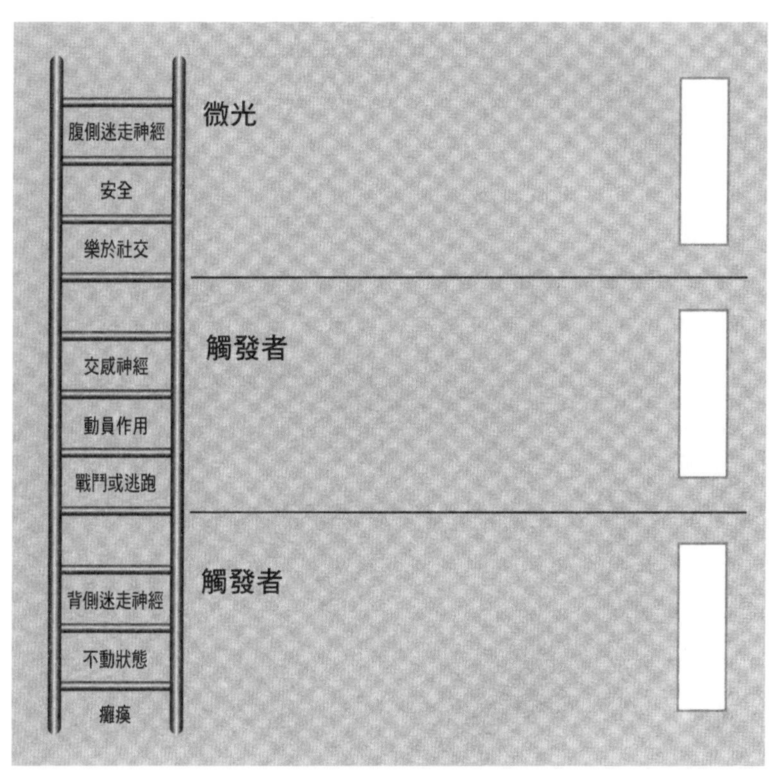

觸發者與微光地圖

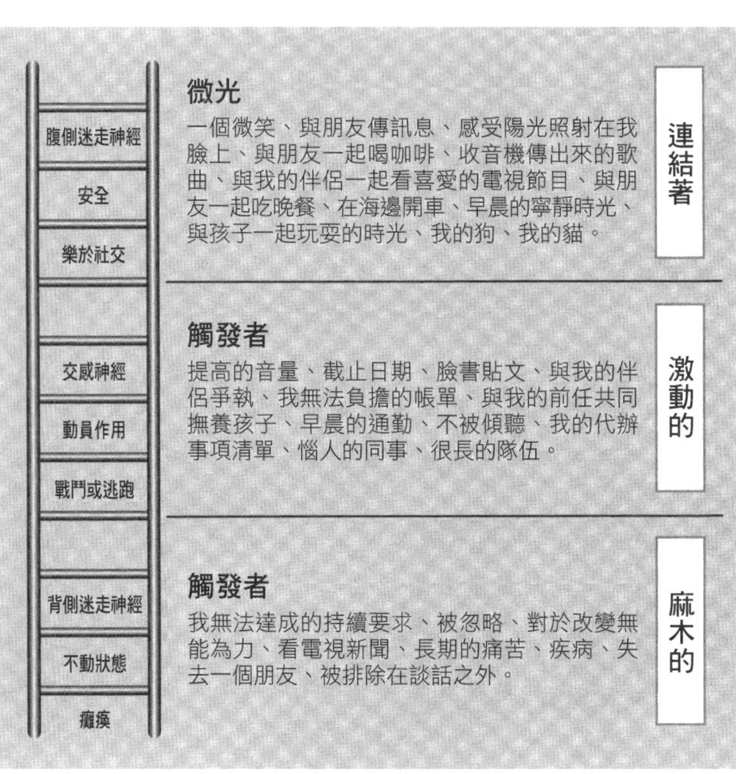
腹側迷走神經
安全
樂於社交
交感神經
動員作用
戰鬥或逃跑
背側迷走神經
不動狀態
癱瘓
微光
一個微笑、與朋友傳訊息、感受陽光照射在我臉上、與朋友一起喝咖啡、收音機傳出來的歌曲、與我的伴侶一起看喜愛的電視節目、與朋友一起吃晚餐、在海邊開車、早晨的寧靜時光、與孩子一起玩耍的時光、我的狗、我的貓。
連結著
觸發者
提高的音量、截止日期、臉書貼文、與我的伴侶爭執、我無法負擔的帳單、與我的前任共同撫養孩子、早晨的通勤、不被傾聽、我的代辦事項清單、惱人的同事、很長的隊伍。
激動的
觸發者
我無法達成的持續要求、被忽略、對於改變無能為力、看電視新聞、長期的痛苦、疾病、失去一個朋友、被排除在談話之外。
麻木的

觸發者與微光地圖範例

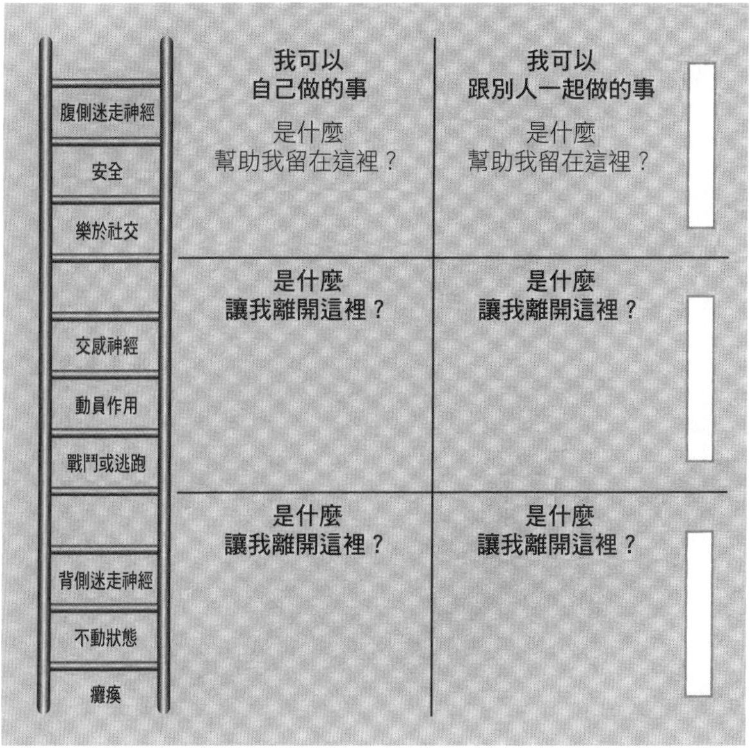

腹側迷走神經
安全
樂於社交

交感神經
動員作用
戰鬥或逃跑

背側迷走神經
不動狀態
癱瘓

我可以 自己做的事	我可以 跟別人一起做的事
是什麼 幫助我留在這裡？	是什麼 幫助我留在這裡？
是什麼 讓我離開這裡？	是什麼 讓我離開這裡？
是什麼 讓我離開這裡？	是什麼 讓我離開這裡？

調節資源地圖

	我可以 自己做的事	我可以 跟別人一起做的事	
腹側迷走神經 安全 樂於社交	**是什麼幫助我留在這裡？** 去散步、聽音樂、感受陽光照射在我臉上、花園、去海邊、下廚、開車、有意地呼吸、早上獨處的時光、坐在陽光下喝咖啡。	**是什麼幫助我留在這裡？** 與朋友一起散步、與家人一起吃晚餐、與一位朋友一起喝咖啡、遊戲之夜、給人或得到一個擁抱、與家人和朋友視訊、與我的伴侶出去玩一整晚。	光亮
交感神經 動員作用 戰鬥或逃跑	**是什麼讓我離開這裡？** 打掃、整理衣櫃、掃除、在廚房裡跳舞、沖澡、跟著大聲的音樂一起唱歌、尖叫和對自己大聲發誓、做運動——去散步或跑步。	**是什麼讓我離開這裡？** 對朋友咆哮、講話或傳訊息、與朋友一起散步／跑步、上一堂健身房的課、上瑜珈課、請別人傾聽我而無須「修復」。	狂熱的
背側迷走神經 不動狀態 癱瘓	**是什麼讓我離開這裡？** 睡覺、打開收音機／電視、祈禱、冥想、大哭、熱茶、大自然、熱水澡／沐浴、想起過去我覺得還行的時刻、想像我正在與某個我覺得很安全的人相處。	**是什麼讓我離開這裡？** 接受一個擁抱、讓別人坐在我旁邊、傳訊息／電子郵件、進行了一趟沒有說話的散步、處於一個有活動和人群的現場。	空白的

調節資源地圖範例

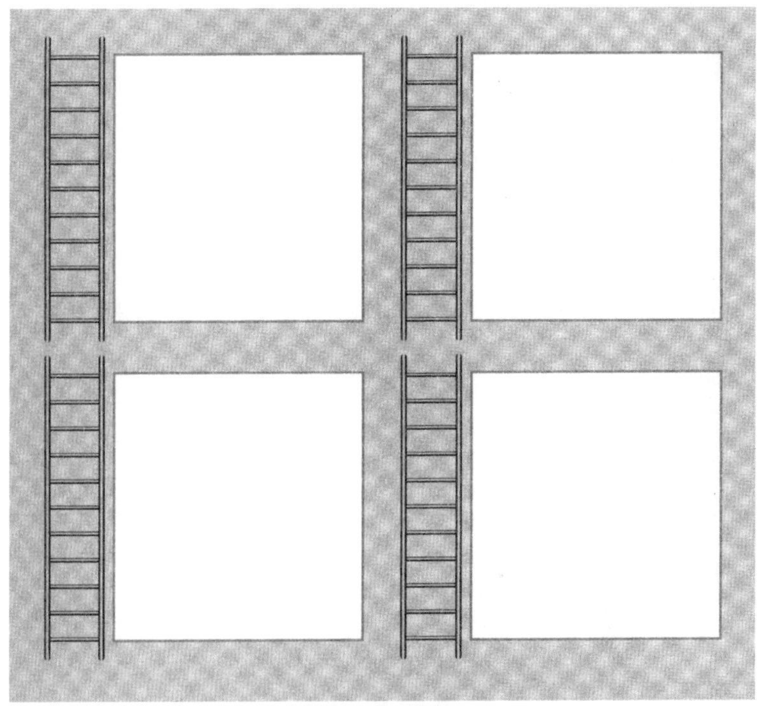

四地圖追蹤

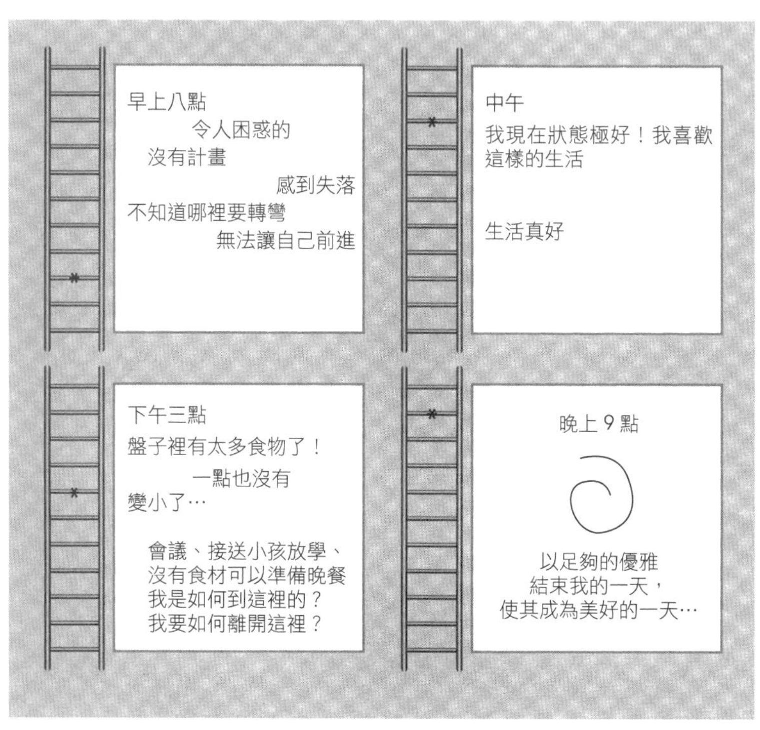
早上八點
令人困惑的
沒有計畫
感到失落
不知道哪裡要轉彎
無法讓自己前進
中午
我現在狀態極好！我喜歡這樣的生活
生活真好
下午三點
盤子裡有太多食物了！
一點也沒有
變小了…
會議、接送小孩放學、
沒有食材可以準備晚餐
我是如何到這裡的？
我要如何離開這裡？
晚上 9 點
以足夠的優雅
結束我的一天，
使其成為美好的一天…

四地圖追蹤範例

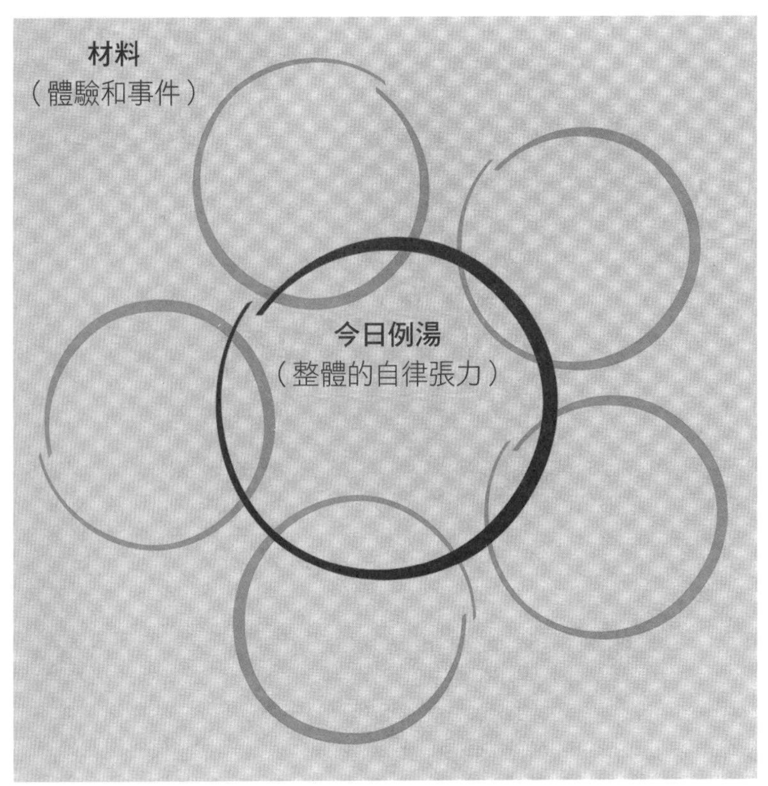

今日例湯

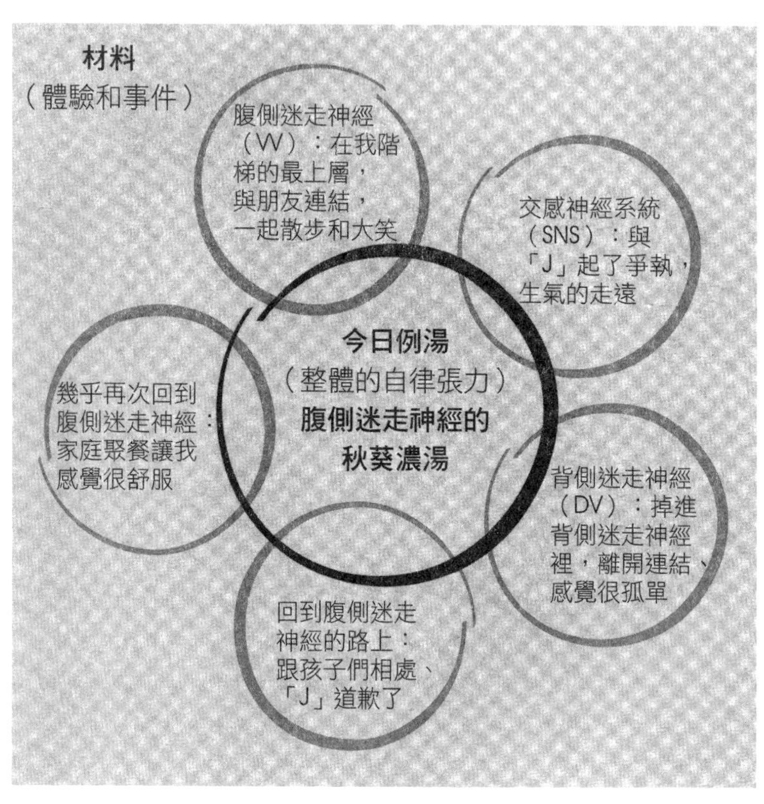
材料
（體驗和事件）
腹側迷走神經（VV）：在我階梯的最上層，與朋友連結，一起散步和大笑
交感神經系統（SNS）：與「J」起了爭執，生氣的走遠
今日例湯
（整體的自律張力）
腹側迷走神經的
秋葵濃湯
幾乎再次回到腹側迷走神經：家庭聚餐讓我感覺很舒服
背側迷走神經（DV）：掉進背側迷走神經裡，離開連結、感覺很孤單
回到腹側迷走神經的路上：跟孩子們相處、「J」道歉了

今日例湯範例

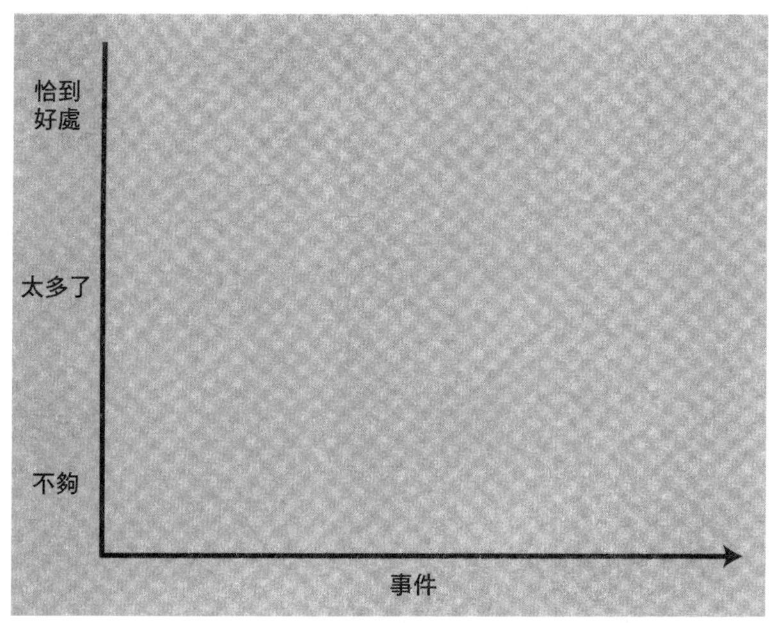

金髮姑娘圖表

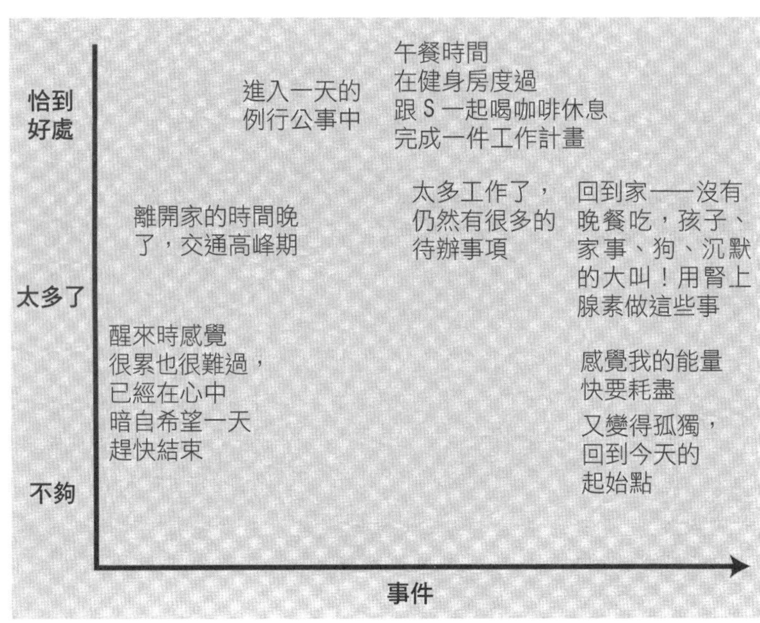
恰到
好處
太多了
不夠
事件
進入一天的
例行公事中
午餐時間
在健身房度過
跟 S 一起喝咖啡休息
完成一件工作計畫
離開家的時間晚
了，交通高峰期
太多工作了，
仍然有很多的
待辦事項
回到家——沒有
晚餐吃，孩子、
家事、狗、沉默
的大叫！用腎上
腺素做這些事
醒來時感覺
很累也很難過，
已經在心中
暗自希望一天
趕快結束
感覺我的能量
快要耗盡
又變得孤獨，
回到今天的
起始點

金髮姑娘圖表範例

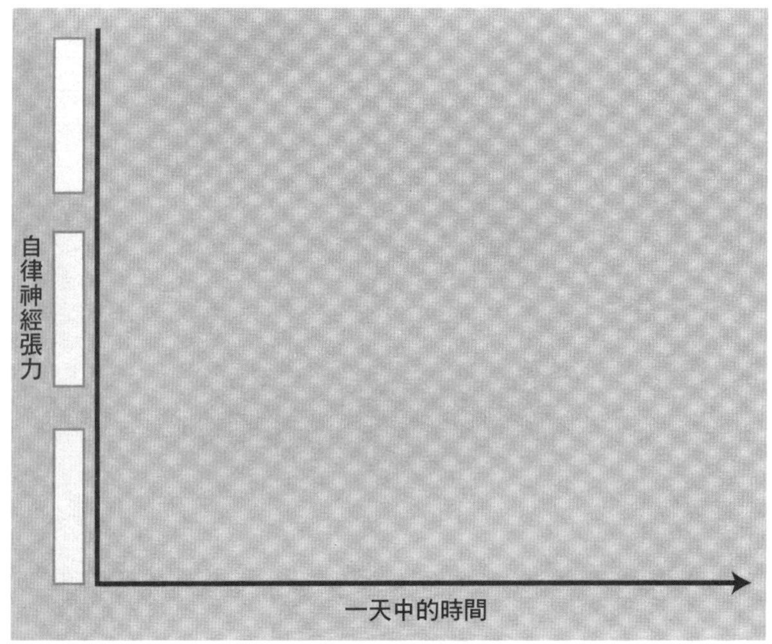

時間與張力圖表

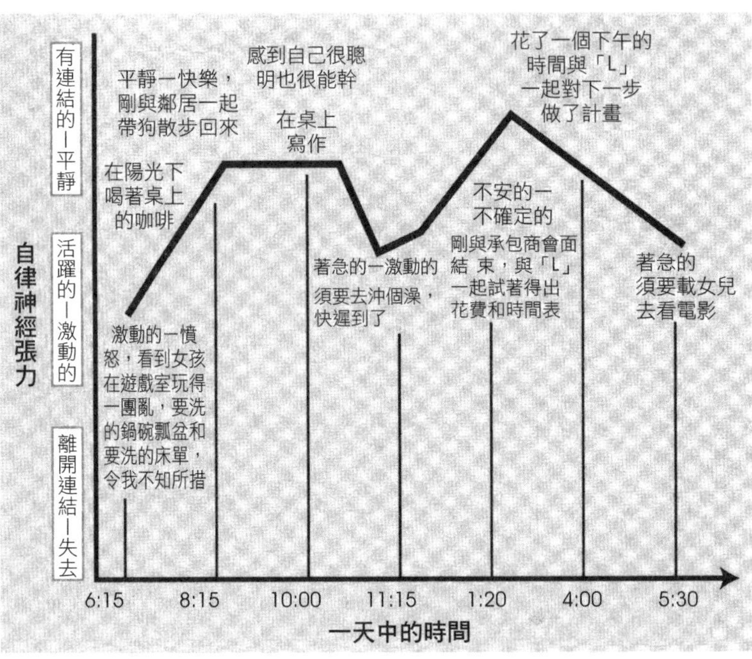
自律神經張力
有連結的－平靜
活躍的－激動的
離開連結－失去
激動的一憤怒，看到女孩在遊戲室玩得一團亂，要洗的鍋碗瓢盆和要洗的床單，令我不知所措
在陽光下喝著桌上的咖啡
平靜一快樂，剛與鄰居一起帶狗散步回來
感到自己很聰明也很能幹
在桌上寫作
著急的一激動的須要去沖個澡，快遲到了
不安的一不確定的
剛與承包商會面結 束，與「L」一起試著得出花費和時間表
花了一個下午的時間與「L」一起對下一步做了計畫
著急的須要載女兒去看電影
6:15
8:15
10:00
11:15
1:20
4:00
5:30
一天中的時間

時間和語氣折線圖範例

發生了什麼事？
簡短描述你的經驗，包括事件的細節和你的自律神經反應。

注意與命名危險的線索。
環境中的危險線索是什麼？在你的身體裡嗎？你的社交連結系統感覺到的又是什麼？

注意與命名安全的線索。
環境中的安全線索是什麼？在你的身體裡嗎？你的社交連結系統感覺到的又是什麼？

線索學習單第一頁

可以如何**除去**危險的線索？（環境、身體、社交連結系統）

可以如何**邀請**安全的線索？（環境、身體、社交連結系統）

線索學習單第二頁

發生了什麼事？
簡短描述你的經歷，包括事件的細節和你的自律神經反應。

見到一個很久不見的人，完全沒有預期會遇到對方。

在我身體裡感覺到一股輕微的分離感——開始離開連結的感覺。
我注意到我胸口有一股沉重感、很淺的呼吸，也感到很熱。

注意與命名危險的線索。
環境中的危險線索是什麼？在你的身體裡嗎？你的社交連結系統感覺到的又是什麼？

回到有許多回憶的地方——那裡到處都有可以觸發回憶的東西。
無預警的見到這個人讓我沒有做好心理準備。

緊繃的身體反應——在我解離之前就先逃跑了。

看見她的眼睛和聽見他的聲音感覺太危險了。
與她一起待在同一個房間令我感覺很害怕。

注意與命名安全的線索。
環境中的安全線索是什麼？在你的身體裡嗎？你的社交連結系統感覺到的又是什麼？

聽見海的聲音與看見海一直都能讓我平靜下來。這個地方被水環繞，環繞我的四面八方。我須要想起它才能注意它。

我現在具備了追蹤解離和干預解離的過程的能力。讓我的身體持續移動使我能夠處在當下。
我的呼吸能讓我不進入癱瘓狀態中。

當我往回看，也有其他的人在我附近——那裡有安全的面孔，也有朋友説話和歡笑的聲音。

線索學習單第一頁範例

你可以怎麼**除去**危險的線索？（環境、身體、社交投入系統）

遠離最容易觸發你的地方。
處在能讓我持續移動的空間裡——附近隨時都要有逃生出口。
計畫之後的事——試著掌控各種接觸，我就能預測並限制它。

當下追蹤我的自律神經反應，就能知道在階梯上的何處，以及要使用哪個資源。
維持安全的身體距離以離開連結但不解離。
注意我的呼吸。

練習我所能做的和說的事——與一個可以信賴的朋友一起嘗試。
確保我是與我認為安全的人一起。

你可以怎麼**邀請**安全的線索？（環境、身體、社交連結系統）

保持與海洋的視線、聲音和味道的連結，我認為這是理所當然的，因為它無處不在，主動沉浸在其中會感受到我的存在。當我與海洋連結，我感到很感激也很有力量。隨身攜帶一顆沙灘條紋石作為我的護身符。
創造一個具體「可行動（wheels up）」的計畫，寫下來並放在我的口袋裡。

與我的呼吸維持連結，呼吸已經變成一個對我來說可預期的調節方式。信任我的自律神經系統讓我知道什麼是安全的、什麼時候要動作或連結。

環顧房間，尋找友善的臉孔——我知道在這個團體中永遠都有和善的眼睛。尋找微光並花一些時間品味它們。想起我的姊妹隨時都在我的身邊，只要我想，就能打電話給她們。

線索學習單第二頁範例

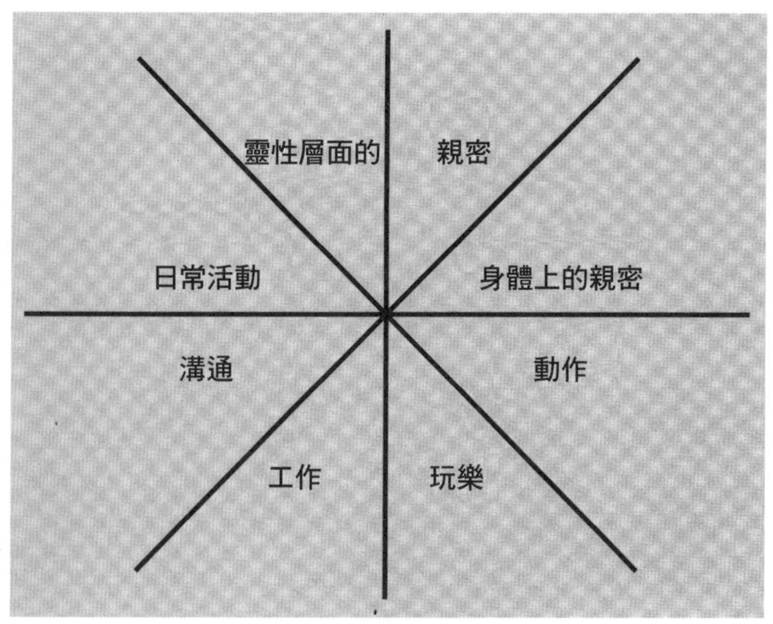

模式與節奏

辨識連續體的兩端。使用空格來標示它們，接著慢慢移動到在兩個辨識處「之間」的地方。在連續體下方的空間寫下對每個新識別處的短評。

連續體

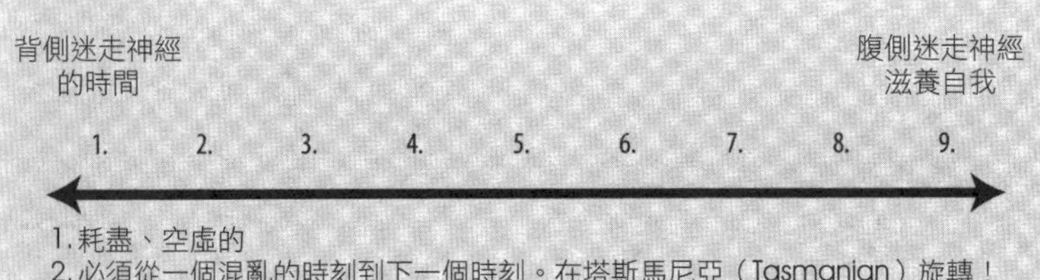

1. 耗盡、空虛的
2. 必須從一個混亂的時刻到下一個時刻。在塔斯馬尼亞（Tasmanian）旋轉！
3. 呼吸。「我現在在這裡。」暫時釋放迷走神經剎車，讓我處於這裡。
4. 當我須要奔跑到下一個時刻，回到混亂當中。交感神經衝鋒！
5. 再次感受到被耗盡。有太多事還沒做完了。沒有能力去看了。掉回背側迷走神經。
6. 慢下來呼吸。釋放迷走神經剎車讓我能夠看到一些選項。感受到腹側迷走神經的能量。
7. 尋找安全的線索。
8. 腹側迷走神經幫助我認知和調節。尋問：「什麼事很重要？」
9. 感受讓我保持在調節中的光亮。腹側迷走神經的滋養。

連續體範例

	調和	移動身體	物件	社會互動	想像的假裝	說故事	有創意的幻想
現在							
過去							

玩樂的模式：在每個類別中陳述你玩樂的方式。
辨識你過去的玩樂和現在的玩樂經驗。

玩樂的模式

	調和	身體的移動	物體	社會互動	想像的假裝	說故事	有創意的幻想
現在	難以找到一位親密的朋友 害怕又被丟下	瑜珈——倒立的姿勢，因為我喜歡整個人上下顛倒……這提醒了我在潛水時感受到的愉悅和自由感	我小時候抱著睡覺的毛毯（很棒的回憶） 由三顆石頭組成的項鍊，這三顆石頭都是在特別的地方，與特別的人一起找到的。我從來沒有把它拿下來過，沒有它我會感到迷失	身為「WOW」（水上的女人，Women On the Water）的一員	當事情變得太難，我喜歡想像一個不同的結尾 假裝我是另 一 個人，並想像會是什麼樣的感覺	講自己好笑的故事來測試別人是怎樣的人 我需要能夠與我在艱難的時刻一起歡笑的朋友	到另類的地方旅行 想像在離這裡很遠的地方生活和工作的感覺 我依然用幻想來逃避
過去	直到五年級之前我都有個最好的朋友……然後她就找到另一個新朋友了	溜直排輪 游泳和潛水，我喜歡待在游泳池一整天	我的娃娃「汽水」 教母做給我的毛毯	與我的朋友一起出門，遠離我的家人 到一個朋友的家裡，作為一個「正常的」家庭裡的一員一個下午	我的想像朋友「噢小姐」 她是安全且可靠的	我的生活就是故事 我用我自己和家人的好笑故事跟別人保持距離，這樣他們就不會看進我的內心深處	我夢想能夠成為有名的運動員環遊世界 我的幻想永遠都包括了遠離家人和家

玩樂的模式：在每個類別中陳述你玩樂的方式。
辨識你過去的玩樂和現在的玩樂經驗。

玩樂的模式範例

個人玩樂剖面

調和	
移動身體	
物件	
社交 互動	
想像的 假裝	
說故事	
有創意的 幻想	

你的「玩樂規則」是什麼？在每個類別中辨識是什麼危險的線索讓你的玩樂結束，什麼安全的線索支持你的玩樂，以及什麼信念與每個類別有關。

個人玩樂剖面

個人玩樂剖面

調和	危險：一個無法預測的人，有令人困惑的信號、太吵雜的空間、不在預期內的錯置。 信念：我的反應太多了，對這個人太緊繃了。 安全：共享的幽默感，他是會傾聽的人。 信念：我喜歡樂趣，也能將樂趣帶入這段關係中。
身體移動	危險：離開我身體的調性、忽略我的極限、感受到痛苦。 信念：我不夠有紀律。 安全：感受到一股流動，沒有自我意識，與他人同步移動。 信念：我可以信任我身體移動的方式。
物件	危險：擔心會失去我喜歡玩的東西。 信念：我無法持續追蹤事物。 安全：我可以把握有形的事物讓我微笑，有特別回憶的東西。 信念：我不需要特別的東西才能感受到樂趣，我喜歡擁有它們的感覺，但沒有也沒關係。
社交互動	危險：感覺很累、卡住了、無法放鬆、太多人了、房間裡發生太多事了。 信念：我不再知道要怎麼做這件事了，我已經忘記要怎麼玩得開心。 安全：在有趣的人周遭，感覺很蠢／很好玩。 信念：我為與我在一起的人們帶來喜悅，我可以發起玩樂並邀請其他人加入我。

個人玩樂剖面第一頁範例

想像的假裝	危險：感覺很累、焦慮、無法放鬆也無法玩樂。身為具體思想的人。 信念：我不再知道要怎麼做這件事了。 安全：感覺好玩，其他很有趣的人們。 信念：所有事都可能發生。
說故事	危險：我的故事感覺被排練過，不真實，陰沉的或一直都很嚴肅的人。 信念：我正在說試著讓你做一些事的故事，或不要對我已經做過的事負責任。 安全：感覺很珍貴、有創意、在能夠自嘲的人身邊。 信念：我知道要如何說一個會讓其他人微笑的故事。
有創意的幻想	危險：比較自己與他人感覺很無聊又很沒有啟發性，在沒有想像力的人身邊。 信念：我從來沒有讓一個夢想成真過，那為什麼要有夢想。 安全：做白日夢的時間，與某人一起做夢。 信念：所有事都可能發生。

你的「玩樂規則」是什麼？在每個類別中辨識是什麼危險的線索讓你的玩樂結束，什麼安全的線索支持你的玩樂，以及什麼信念與每個類別有關。

個人玩樂剖面第二頁範例

參考文獻

Algoe, S. B., & Haidt, J. (2009). Witnessing excellence in action: The "other-praising" emotions of elevation, gratitude, and admiration. *Journal of Positive Psychology, 4*(2), 105–127. doi:10.1080/17439760802650519

Al horr, Y., Arif, M., Katafygiotou, M., Mazroei, A., Kaushik, A., & Elsarrag, E. (2016). Impact of indoor environmental quality on occupant well-being and comfort: A review of the literature. *International Journal of Sustainable Built Environment, 5*(1), 1–11. https://doi.org/10.1016/j.ijsbe.2016.03.006

Anthwal, N., Joshi, L., & Tucker, A. (2013). Evolution of the mammalian middle ear and jaw: Adaptations and novel structures. *Journal of Anatomy, 222*(1), 147–160. doi:10.1111/j.1469-7580.2012.01526.x

Apicella, F., Chericoni, N., Costanzo, V., Baldini, S., Billeci, L., Cohen, D., & Muratori, F. (2013). Reciprocity in interaction: A window on the first year of life in autism. *Autism Research and Treatment, 2013*, 705895. doi:10.1155/2013/705895

Beetz, A., Uvnäs-Moberg, K., Julius, H., & Kotrschal, K. (2012). Psychosocial and psychophysiological effects of human-animal interactions: The possible role of oxytocin. *Frontiers in Psychology, 3*, 234. http://doi.org/10.3389/fpsyg.2012.00234

Belyk, M., & Brown, S. (2016). Pitch underlies activation of the vocal system during affective vocalization. *Social Cognitive and Affective Neuroscience, 11*(7), 1078–1088. doi:10.1093/scan/nsv074

Berger, J. (2016, July 7). The goldilocks theory of product success. *Harvard Business Review.* Retrieved from https://hbr.org/2016/07/the-goldilocks-theory-of-product-success

Bezemer, J., & Kress, G. (2014). Touch: A resource for meaning making. *Australian Journal of Language and Literacy,* 37(2), 77–85.

Blaut, J., Stea, D., Spencer, C., & Blades, M. (2003). Mapping as a cultural and cognitive universal. *Annals of the Association of American Geographers, 93*(1), 165–185.

Bloch-Atefi, A., & Smith, J. (2014). *The effectiveness of body-oriented psychotherapy: A review of the literature.* Melbourne, Australia: PACFA.

Bolwerk, A., Mack-Andrick, J., Lang, F. R., Dörfler, A., & Maihöfner, C. (2014). How art changes your brain: Differential effects of visual art production and cognitive art evaluation on functional brain connectivity. *PLOS ONE, 9*(7), e101035. doi:10.1371/journal.pone.0101035

Brown, R. P., & Gerbarg, P. L. (2005). Sudarshan kriya yogic breathing in the treatment of stress, anxiety, and depression: Part I—neurophysiologic model. *Journal of Alternative and Complementary Medicine, 11*(1), 189–201. doi:10.1089/acm.2005.11.189

Brown, S., & Vaughn, C. (2009). *Play: How it shapes the brain, opens the imagination, and shapes the soul.* New York, NY: Penguin Books.

Brown, D. K., Barton, J. L., & Gladwell, V. F. (2013). Viewing nature scenes positively affects recovery of autonomic function following acute-mental stress. *Environmental Science & Technology, 47*(11). doi:10.1021/es305019p

Bryant, F. B., Chadwick, E. D., & Kluwe, K. (2011). Understanding the processes that regulate positive emotional experience: Unsolved problems and future directions for theory and research on savoring. *International Journal of Wellbeing, 1*(1), 107–126. doi:10.5502/ijw.v1i1.18

Cacioppo, J. (2011, January 25). Psychologist John Cacioppo explains why loneliness is bad for your health. Retrieved from http://www.igsb.org/news/psychologist-john-cacioppo-explains-why-loneliness-is-bad-for-your-health

Cacioppo, J. T., & Cacioppo, S. (2014). Social relationships and health: The toxic effects of perceived social isolation. *Social and Personality Psychology Compass, 8*(2), 58–72. http://doi.org/10.1111/spc3.12087

Carlson, K., & Shu, S. (2007). The rule of three: How the third event signals the emergence of a streak. *Organizational Behavior and Human Decision Processes, 104*(1), 113–121. https://doi.org/10.1016/j.obhdp.2007.03.004 doi:10.1111/eci.12256

Chanda, M. L., & Levitin, D. J. (2013). The neurochemistry of music. *Trends in Cognitive Sciences, 17*(4), 179–193. doi:10.1016/j.tics.2013.02.007

Charité–Universitätsmedizin Berlin. (2011, May 16). How a person remembers a touch. *ScienceDaily*. Retrieved from http://www.sciencedaily.com/releases/2011/05/110510101048.htm

Chelnokova, O., Laeng, B., Løseth, G., Eikemo, M., Willoch, F., & Leknes, S. (2016). The µ-opioid system promotes visual attention to faces and eyes. *Social Cognitive and Affective Neuroscience, 11*(12), 1902–1909. http://doi.org/10.1093/scan/nsw116

Chinagudi, S., Badami, S., Herur, A., Patil, S., Shashikala, G. V., & Annkad, R. (2014). Immediate effect of short duration of slow deep breathing on heart rate variability in healthy adults. *National Journal of Physiology, Pharmacy, & Pharmacology, 4*(3), 233–235. doi:10.5455/njppp.2014.4.060520141

Copland, A. (1998). *What to listen for in music.* New York, NY: McGraw-Hill.

Craig, A. D. (2009a). How do you feel—now? The anterior insula and human awareness. *Nature Reviews Neuroscience,* 10, 59–70. doi:10.1038/nrn2555

Craig, A. D. (2009b). Emotional moments across time: A possible neural basis for time perception in the anterior insula. *Philosophical Transactions of the Royal Society B: Biological Sciences, 364*(1525), 1933–1942. http://doi.org/10.1098/rstb.2009.0008

Damasio, A. (2005). *Descartes error: Emotion, reason and the human brain.* New York, NY: Penguin Books.

Delong, T. J. (2011). The comparing trap. *Harvard Business Review.* Retrieved from https://hbr.org/2011/06/the-comparing-trap.html

Denworth, L. (2015, July 1). The secret social power of touch. *Scientific American Mind.* Retrieved from https://www.scientificamerican.com/article/touch-s-social-significance-could-be-explained-by-unique-nerve-fibers/

Devereaux, C. (2017). An interview with Dr. Stephen W. Porges. *American Journal of Dance Therapy, 39*(27). doi:10.1007/s10465-017-9252-6

Diego, M., & Field, T. (2009). Moderate pressure massage elicits a parasympathetic nervous system response. *International Journal of Neuroscience, 119*(5), 630–638. doi:10.1080/00207450802329605

Doidge, N. (2015). *The brain's way of healing.* New York, NY: Penguin Books.

Dolcos, S., Sung, K., Argo, J. J., Flor-Henry, S., & Dolcos, F. (2012). The power of a handshake: Neural correlates of evaluative judgments in observed social interactions. *Journal of Cognitive Neuroscience, 24*(12), 2292–2305. doi:10.1162/jocn_a_00295

Domes, G., Steiner, A., Porges, S. W., & Heinrichs, M. (2012). Oxytocin differentially modulates eye gaze to naturalistic social signals of happiness and anger. *Psychoneuroendocrinology, 38*(7). doi:10.1016/j.psyneuen.2012.10.002

Dutton, D. (2010, February). A Darwinian theory of beauty [Video file]. Retrieved from https://www.ted.com/talks/denis_dutton_a_darwinian_theory_of_beauty?language=en

Eisenberger, N. I. (2012). The neural bases of social pain: Evidence for shared representations with physical pain. *Psychosomatic Medicine, 74*(2), 126–135. http://doi.org/10.1097/PSY.0b013e3182464dd1

Eisenberger, N. I., Lieberman, M. D., & Williams, K. D. (2003). Does rejection hurt? An fMRI study of social exclusion. *Science,* 302(5643), 290–292. doi:10.1126/science.1089134

Ewert, A., Klaunig, J., Wang, Z., & Chang, Y. (2016). Reducing levels of stress through natural environments: Take a park; not a pill. *International Journal of Health, Wellness, and Society,* 6(1). doi: 10.18848/2156-8960/CGP/v06i01/35-43

Feldman, R., Singer, M., & Zagoory, O. (2010). Touch attenuates infants' physiological reactivity to stress. *Developmental Science, 13*(2), 271–278. doi:10.1111/j.1467-7687.2009.00890.x

Festinger, L. (1954). A theory of social comparison processes. *Human Relations,* 7, 117–140.

Field, T. (2014). *Touch.* Cambridge, MA: MIT Press.

Filippi, P. (2016). Emotional and interactional prosody across animal communication systems: A comparative approach to the emergence of language. *Frontiers in Psychology,* 7, 1393. http://doi.org/10.3389/fpsyg.2016.01393

Fiske, S. T. (2010). Envy up, scorn down: How comparison divides us. *American Psychologist, 65*(8), 10.1037/0003–066X.65.8.698. http://doi.org/10.1037/0003-066X.65.8.698

Fiske, S. T., Cuddy, A. J. C., & Glick, P. (2007). Universal dimensions of social cognition: Warmth and competence. *Trends in Cognitive Sciences, 11*(2), 77–83. https://doi.org/10.1016/j.tics.2006.11.005

Fosha, D. (2001). The dyadic regulation of affect. *Journal of Clinical Psychology/In Session,* 57(2), 227-42. doi: 10.1002/1097-4679(200102)57:23.0.CO;2-1

Fuchs, T., & Koch, S. C. (2014). Embodied affectivity: On moving and being moved. *Frontiers in Psychology,* 5, 508. http://doi.org/10.3389/fpsyg.2014.00508

Gallace, A., & Spence, C. (2010). The science of interpersonal touch: An overview. *Neuroscience & Biobehavioral Reviews, 34*(2), 246–259. https://doi.org/10.1016/j.neubiorev.2008.10.004

Garland, E., Gaylord, S., & Park, J. (2009). The role of mindfulness in positive reappraisal. *Explore (New York, N.Y.),* 5(1), 37–44. http://doi.org/10.1016/j.explore.2008.10.001

Geller, S. M., & Porges, S. W. (2014). Therapeutic presence: Neurophysiological mechanisms mediating feeling safe in therapeutic relationships. *Journal of Psychotherapy Integration, 24*(3), 178–192. http://dx.doi.org/10.1037/a0037511

Gerbarg, P. L., & Brown, R. P. (2016, November 30). Neurobiology and neurophysiology of breath practices in psychiatric care. *Psychiatric Times.* Retrieved from http://www.psychiatrictimes.com/special-reports/neurobiology-and-neurophysiology-breath-practices-psychiatric-care

Golembiewski, J. (2017). Architecture, the urban environment and severe psychosis: Aetiology. *Journal of Urban Design and Mental Health,* 2(1). Retrieved from http://www.urbandesignmentalhealth.com/journal2-psychosis.html

Graham, L. T., Gosling, S. D., & Travis, C. K. (2015). The psychology of home environments: A call for research on residential space. *Perspectives on Psychological Science, 10*(3), 346–356. doi:10.1177/1745691615576761

Grinde, B., & Patil, G. G. (2009). Biophilia: Does visual contact with nature impact on health and well-being? *International Journal of Environmental Research and Public Health, 2009*(6), 2332–2343. doi:10.3390/ijerph6092332

Haidt, J. (2000). The positive emotion of elevation. *Prevention and Treatment, 3*(3). doi:10.1037/1522-3736.3.1.33c

Hall, S. E., Schubert, E., & Wilson, S. J. (2016). The role of trait and state absorption in the enjoyment of music. *PLOS ONE, 11*(11), e0164029. http://doi.org/10.1371/journal.pone.0164029

Hanson, Rick. (2009). *Buddha's brain: The practical neuroscience of happiness, love, & wisdom.* Oakland, CA: New Harbinger.

Hawkley, L., & Cacioppo, J. (2010). Loneliness matters: A theoretical and empirical review of consequences and mechanisms. *Annals of Behavioral Medicine, 40*(2), 218–227. doi:10.1007/s12160-010-9210-8

Hyde, M. (2013, July 5). The revolution is over: The rude phone users have won. *Guardian.* Retrieved from https://www.theguardian.com/commentisfree/2013/jul/05/revolutioin-rude-mobile-phone-users-won

Inagaki, T.K., & Eisenberger, N. I. (2013). Shared neural mechanisms underlying social warmth and physical warmth. *Psychological Science, 24*(11), 2272–2280. doi:10.1177/0956797613492773

Ijzerman, H., Gallucci, M., Pouw, W. T., Weißgerber, S. C., Van Doesum, N. J., & Williams, K. D. (2012). Cold-blooded loneliness: Social exclusion leads to lower skin temperatures. *Acta Psychologica, 140*(3), 283–

238. doi:10.1016/j.actpsy.2012.05.002

Jamieson, J., Mendes, W., & Nock, M. (2012). Improving acute stress responses: The power of reappraisal. *Current Directions in Psychological Science, 22*(1), 51–56. doi:10.1177/0963721412461500

Jerath, R., Crawford, M. W., Barnes, V. A., & Harden, K. (2015). Self-regulation of breathing as a primary treatment for anxiety. *Applied Psychophysiology and Biofeedback, 40*(2), 107–115. doi:10.1007/s10484-015-9279-8

Jordan, A. H., Monin, B., Dweck, C. S., Lovett, B. J., John, O. P., & Gross, J. J. (2011). Misery has more company than people think: Underestimating the prevalence of others' negative emotions. *Personality & Social Psychology Bulletin, 37*(1), 120–135. http://doi.org/10.1177/0146167210390822

Jose, P. E., Lim, B. T., & Bryant, F. B. (2012). Does savoring increase happiness? A daily diary study. *Journal of Positive Psychology*, 7(3), 176–187. http://dx.doi.org/10.1080/17439760.2012.671345

Kahn, P. H., Severson, R. L., & Ruckert, J. H. (2009). The human relation with nature and technological nature. *Current Directions in Psychological Science, 18*(1). doi:10.1111/j.1467-8721.2009.01602.x

Kalyani, B. G., Venkatasubramanian, G., Arasappa, R., Rao, N. P., Kalmady, S. V., Behere, R. V., . . . Gangadhar, B. N. (2011). Neurohemodynamic correlates of "OM" chanting: A pilot functional magnetic resonance imaging study. *International Journal of Yoga, 4*(1), 3–6. http://doi.org/10.4103/0973-6131.78171

Kashdan, T. B., Sherman, R. A., Yarbro, J., & Funder, D. C. (2013). How are curious people viewed and how do they behave in social situations? From the perspectives of self, friends, parents, and unacquainted observers. *Journal of Personality, 81*(2), 142–154. http://doi

.org/10.1111/j.1467-6494.2012.00796.x

Keltner, D. (2012, July 31). The compassionate species. Retrieved from http://greatergood.berkeley.edu/article/item/the_compassionate_species

Keltner, D. (2016, May 10). Why do we feel awe? Retrieved from http://greatergood.berkeley.edu/article/item/why_do_we_feel_awe

Keltner, D., & Haidt, J. (2003). Approaching awe, a moral, spiritual, and aesthetic emotion. *Cognition and Emotion, 17*(2), 297–314. doi:10.1080/02699930302297

Kidd, C., Piantadosi, S. T., & Aslin, R. N. (2012). The Goldilocks effect: Human infants allocate attention to visual sequences that are neither too simple nor too complex. *PLOS ONE, 7*(5), e36399. http://doi.org/10.1371/journal.pone.0036399

Kidd, C., Piantadosi, S. T., & Aslin, R. N. (2014). The Goldilocks effect in infant auditory attention. *Child Development, 85*(5), 1795–1804. http://doi.org/10.1111/cdev.12263

Klarer, M., Arnold, M., Günther, L., Winter, C., Langhans, W., & Meyer, U. (2014). Gut vagal afferents differentially modulate innate anxiety and learned fear. *Journal of Neuroscience, 34*(21), 7067–7076. doi:10.1523/JNEUROSCI.0252-14.2014

Kogan, A., Oveis, C., Carr, E. W., Gruber, J., Mauss, I. B., Shallcross, A., . . . Keltner, D. (2014). Vagal activity is quadratically related to prosocial traits, prosocial emotions, and observer perceptions of prosociality. *Journal of Personality and Social Psychology, 107*(6), 1051–1106. doi:10.1037/a0037509

Kok, B. E., & Fredrickson, B. L. (2010). Upward spirals of the heart: Autonomic flexibility, as indexed by vagal tone, reciprocally and prospectively predicts positive emotions and social connectedness. *Biological*

Psychology, 85(3), 432–436. doi:10.1016/j.biopsycho.2010.09.005

Kok, B. E., Coffey, K. A., Cohn, M. A., Catalino, L. I., Vacharkulksemsuk, T., Algoe, S. B., . . . Fredrickson, B. L. (2013). How positive emotions build physical health: Perceived positive social connections account for the upward spiral between positive emotions and vagal tone. *Psychological Science, 24*(7), 1123–1132. doi:10.1177/0956797612470827

Krcmarova, J. (2009). E. O. Wilson's concept of biophilia and the environmental movement in the USA. *Klaudyan: Internet Journal of Historical Geography and Environmental History*. Retrieved from http://www.klaudyan.cz/dwnl/200901/01_Krcmarova_pdf.pdf

Levine, P. (2010). *In an unspoken voice: How the body releases trauma and restores goodness*. Berkeley, CA: North Atlantic Books.

Levitin, D. (2016, February 16). Our brains are programmed for music—but is solitary listening keeping us from some of its benefits? *Billboard*. Retrieved from http://www.billboard.com/articles/news/6867464/neuroscientist-daniel-levitin-sonos-listening-study-qa

Li, P., Janczewski, W. A., Yackle, K., Kam, K., Pagliardini, S., Krasnow, M. A., & Feldman, J. L. (2016). The peptidergic control circuit for sighing. *Nature, 530*(7590), 293–297. doi:10.1038/nature16964

Mason, H., Vandoni, M., deBarbieri, G., Codrons, E., Ugargol, V., & Bernardi, L. (2013). Cardiovascular and respiratory effect of yogic slow breathing in the yoga beginner: What is the best approach? *Evidence-Based Complementary and Alternative Medicine, 2013*, 743504. http://dx.doi.org/10.1155/2013/743504

Master, A., Markman, E. M., & Dweck, C. S. (2012). Thinking in categories or along a continuum: Consequences for children's social judgments. *Child Development, 83*(4), 1145–1163. doi:10.1111/j.1467-8624.

2012.01774.x

McGarry, L. M. & Russo, F. A. (2011). Mirroring in dance/movement therapy: Potential mechanisms behind empathy enhancement. *Arts in Psychotherapy, 38*(3), 178–184. https://doi.org/10.1016/j.aip.2011.04.005

McRae, A. (2009). The continuing evolution of touch in psychotherapy. *USA Body Therapy Journal, 8*(2), 40–46.

Mehling, W. E., Wrubel, J., Daubenmier, J. J., Price, C. J., Kerr, C. E., Silow, T., . . . Stewart, A. L. (2011). Body awareness: A phenomenological inquiry into the common ground of mind body therapies. *Philosophy, Ethics, and Humanities in Medicine: PEHM, 6*, 6. http://doi.org/10.1186/1747-5341-6-6

Mehta, N. (2011). Mind-body dualism: A critique from a health perspective. *Mens Sana Monographs, 9*(1), 202–209. http://doi.org/10.4103/0973-1229.77436

Milteer, R. M., & Ginsberg, K. R. (2012). The importance of play in promoting healthy child development and maintaining strong parent-child bonds: Focus on children in poverty. *Pediatrics, 129*(1). doi:10.1542/peds.2011-2953

Nichols, W. J., & Cousteau, C. (2014). *Blue mind: The surprising science that shows how being near, in, or under water can make you happier, healthier, more connected, and better at what you do.* New York, NY: Little, Brown.

Nisbet, E., Zelenski, J., & Murphy, S. (2011). Happiness is in our nature: Exploring nature relatedness as a contributor to subjective well-being. *Journal of Happiness Studies*, 12(2):303-322. doi 10.1007/s10902-010-9197-7

Norris, C. J., Larsen, J. T., Crawford, L. E., & Cacioppo, J. T. (2011). Better (or worse) for some than others: Individual differences in the positivity offset and negativity bias. *Journal of Research in Personality, 45*(1), 100–111. https://doi.org/10.1016/j.jrp.2010.12.001

Ogden, P. & Fisher, J. (2015). *Sensorimotor psychotherapy: Interventions for trauma and attachment.* New York, NY: Norton.

Owen, N., Sparling, P. B., Healy, G. N., Dunstan, D. W., & Matthews, C. E. (2010). Sedentary behavior: Emerging evidence for a new health risk. *Mayo Clinic Proceedings, 85*(12), 1138–1141. http://doi.org/10.4065/mcp.2010.0444

Panksepp, J., & Biven, L. (2012). *The archeology of mind: Neuroevolutionary origins of human emotion.* New York, NY: Norton.

Papathanassoglou, E. D., & Mpouzika, M. D. (2012). Interpersonal touch: Physiological effects in critical care. *Biological Research for Nursing, 14*(4), 4310443. doi:10.1177/1099800412451312

Park, G., & Thayer, J. (2014). From the heart to the mind: Cardiac vagal tone modulates top-down and bottom-up visual perception and attention to emotional stimuli. *Frontiers in Psychology,* 5, 278. https://doi.org/10.3389/fpsyg.2014.00278

Payne, P., Levine, P. A., & Crane-Godreau, M. A. (2015). Somatic experiencing: Using interoception and proprioception as core elements of trauma therapy. *Frontiers in Psychology, 6,* 93. http://doi.org/10.3389/fpsyg.2015.00093

Piff, P. K., Dietze, P., Feinberg, M., Stancato, D. M., & Keltner, D. (2015). Awe, the small self, and prosocial behavior. *Journal of Personality and Social Psychology, 108*(6), 883–899. doi:10.1037/pspi0000018

Piper, W. T., Saslow, L. R., & Saturn, S. R. (2015). Autonomic and prefrontal events during moral elevation. *Biological Psychology, 108,* 51–55. https://doi.org/10.1016/j.biopsycho.2015.03.004

Porges, S. W. (n.d.). The polyvagal theory for treating trauma [Webinar]. Retrieved from http://stephenporges.com/images/stephen%20 porges%20interview%20nicabm.pdf

Porges, S. W. (1997). Emotion: An evolutionary by-product of the neural regulation of the autonomic nervous system. *Annals of the New York Academy of Sciences, 807,* 62–77. doi:10.1111/j.1749-6632.1997.tb51913.x

Porges, S. W. (2003). The polyvagal theory: Phylogenetic contributions to social behavior. *Physiology & Behavior, 79,* 503–513.

Porges, S. W. (2004, May). Neuroception: A subconscious system for detecting threats and safety. *Washington, DC: Zero to Three.*

Porges, S. W. (2006). How your nervous system sabotages your ability to relate (Ravi Dykema, Interviewer) [Transcript]. Retrieved from http://acusticusneurinom.dk/wp-content/uploads/2015/10/polyvagal_interview_porges.pdf

Porges, S. W. (2009a). The polyvagal theory: New insights into adaptive reactions of the autonomic nervous system. *Cleveland Clinic Journal of Medicine, 76*(Suppl 2), S86–S90. http://doi.org/10.3949/ccjm.76.s2.17

Porges, S. W. (2009b). Reciprocal influences between body and brain in the perception and expression of affect: A polyvagal perspective. In D. Fosha, D. J. Siegel, & M. F. Solomon (Eds.), *The power of emotion: Affective neuroscience, development & clinical practice.* (pp. 27-54) New York, NY: Norton.

Porges, S. W. (2010). Music therapy and trauma: Insights from the polyvagal theory. In K. Stewart (Ed.), *Music therapy and trauma: Bridging theory and clinical practice.* (pp. 3-15) New York, NY: Satchnote Press.

Porges, S. W. (2011a). *The polyvagal theory: Neurophysiological foundations of emotions, attachment, communication, self-regulation.* New York, NY: Norton.

Porges, S. W. (2011b, November). Somatic perspectives on psychotherapy (S. Prengel, Interviewer) [Transcript]. Retrieved from http://stephenporges.com/images/somatic%20perspectives%20interview.pdf

Porges, S. W. (2012). Polyvagal theory: Why this changes everything [Webinar]. In NICABM Trauma Therapy Series. retrieved from: http://www.docucu-archive.com/view/f955e7b912128531339b01a319b1d936/Polyvagal-Theory%3A-Why-This-Changes-Everything.pdf

Porges, S. W. (2013). Beyond the brain: How the vagal system holds the secret to treating trauma [Webinar]. Retrieved from http://stephenporges.com/images/nicabm2.pdf

Porges, S. W. (2015a). Making the world safe for our children: Down-regulating defence and up-regulating social engagement to "optimise" the human experience. *Children Australia, 40*(2), 114–123. doi:10.1017/cha.2015.12

Porges, S. W. (2015b). Play as a neural exercise: Insights from the polyvagal theory. In D. Pearce-McCall (Ed.), *The power of play for mind brain health* (pp. 3–7). Retrieved from http://mindgains.org/

Porges, S. W. (2016, September). Mindfulness and co-regulation [Podcast]. Retrieved from http://activepause.com/porges-mindfulness-regulation/

Porges, S. W. (2017a). *The pocket guide to the polyvagal theory: The transformative power of feeling safe.* New York, NY: Norton

Porges, S. W. (2017b). Vagal pathways: Portals to compassion. In E. M. Seppala, E. Simon-Thomas, S. L. Brown, M. C. Worline, C. D. Cameron, & J. R. Doty (Eds.), *Oxford handbook of compassion science.* (pp. 189-202). New York, NY: Oxford University Press.

Porges S.W, & Carter C. S. (2011). Neurobiology and evolution: Mechanisms, mediators, and adaptive consequences of caregiving. In S. L.

Brown, R. M. Brown, and L. A. Penner (Eds.) *Self interest and beyond: Toward a new understanding of human caregiving* (pp. 53-71). New York: Oxford University Press.

Porges, S. W., & Carter, C. S. (2017). Polyvagal theory and the social engagement system: Neurophysiological bridge between connectedness and health. In P. L. Gerbarg, P. R. Muskin, & R. P. Brown (Eds.), *Complementary and integrative treatments in psychiatric practice.* (pp. 221-240). Arlington, VA: American Psychiatric Association Publishing.

Porges, S. W., & Furman, S. A. (2011). The early development of the autonomic nervous system provides a neural platform for social behaviour: A polyvagal perspective. *Infant and Child Development, 20*(1), 106–118. doi:10.1002/icd.688

Rim, S. Y., Hansen, J., & Trope, Y. (2013). What happens why? Psychological distance and focusing on causes versus consequences of events. *Journal of Personality and Social Psychology,* 104(3), 457–472. doi:10.1037/a0031024

Rudd, M., Vohs, K. D., & Aaker, J. (2012). Awe expands people's perception of time, alters decision making, and enhances well-being. *Psychological Science, 23*(10), 1130–1136. doi:10.1177/0956797612438731

Safran, J. D., Muran, J. C., Samstag, L. W., & Stevens, C. (2001). Repairing alliance ruptures. *Psychotherapy,* 38(4), 406–412. doi: 10.1037/a0022140

Satpute, A. J., Nook, E. C., Narayanan, S., Shu, J., Weber, J., & Ochsner, K. (2016). Emotions in "black and white" or shades of gray? How we think about emotion shapes our perception and neural representation of emotion. *Psychological Science,* 27(11), 1428–1442 doi:10.1177/0956797616661555

Scott, M., Yeung, H. H., Gick, B., & Werker, J. F. (2013). Inner speech captures the perception of external speech. *Journal of the Acoustical Society of America, 133*(4), EL286–292. doi:10.1121/1.4794932

Schäfer, T., Sedlmeier, P., Städtler, C., & Huron, D. (2013). The psychological functions of music listening. *Frontiers in Psychology, 4*, 511. http://doi.org/10.3389/fpsyg.2013.00511

Schröder, M. (2003). Experimental study of affect bursts. *Speech Communication, 40*(1–2), 99–116. https://doi.org/10.1016/S0167-6393(02)00078-X

Schwarz, R. (2018). Energy psychology, polyvagal theory, and the treatment of trauma. In S.W. Porges & D. Dana (Eds.), *Clinical applications of the polyvagal theory: The emergence of polyvagal-informed therapies.* New York, NY: Norton.

Seppala, E., Rossomando, T., & Doty, J. (2013). Social connection and compassion: Important predictors of health and well-being. *Social Research, 80*(2), 411–430. doi:10.1353/sor.2013.0027

Shaltout, H. A., Tooze, J. A., Rosenberger, E., & Kemper, K. J. (2012). Time, touch, and compassion: Effects on autonomic nervous system and well-being. *Explore, 8*(3), 177–184. doi:10.1016/j.explore.2012.02.001

Shiota, M. N., Keltner, D., & Mossman, A. (2009). The nature of awe: Elicitors, appraisals, and effects on self-concept. *Cognition and Emotion, 21*(5). doi:10.1080/02699930600923668

Siegel, D. (2010). *Mindsight: The new science of personal transformation.* New York, NY: Bantam Books.

Simon-Thomas, E. R., Keltner, D. J., Sauter, D., Sinicropi-Yao, L., & Abramson, A. (2009). The voice conveys specific emotions: Evidence from vocal bursts. *Emotion, 9*(6), 838–846. doi:10.1037/a0017810

Slavich, G. M., & Cole, S. W. (2013). The emerging field of human social genomics. *Clinical Psychological Science, 1*(3), 331–348.

Speer, M. E., Bhanji, J. P., & Delgado, M. R. (2014). Savoring the past: Positive memories evoke value representations in the striatum. *Neuron, 84*(4), 847–856. doi:http://dx.doi.org/10.1016/j.neuron.2014.09.028

Stellar, J. E., Cohen, A., Oveis, C., & Keltner, D. (2015). Affective and physiological responses to the suffering of others: Compassion and vagal activity. *Journal of Personality and Social Psychology, 108*(4). doi:10.1037/pspi0000010

Stillman, T. F., Baumeister, R. F., Lambert, N. M., Crescioni, A. W., DeWall, C. N., & Fincham, F. D. (2009). Alone and without purpose: Life loses meaning following social exclusion. *Journal of Experimental Social Psychology, 45*(4), 686–694. http://doi.org/10.1016/j.jesp.2009.03.007

Sumner, T. (2016, April 30). Thinking outside the Goldilocks zone. *Science News*. retrieved from: https://www.sciencenews.org/article/how-alien-can-planet-be-and-still-support-life. doi:10.1017/S0954579416000456

Thomas, J., & McDonagh, D. (2013). Shared language: Towards more effective communication. *Australian Medical Journal, 6*(1), 46–54. http//dx.doi.org/10.4066/AMJ.2013.1596

Tronick, E. Z. (1989). Emotions and emotional communication in infants. *American Psychologist, 44*(2), 112–119.

Tronick, E., & Reck, C. (2009). Infants of depressed mothers. *Harvard Review of Psychiatry, 17*(2), 147–156. doi:10.1080/10673220902899714

Turkle, S. (2015). *Reclaiming the power of conversation: The power of talk in a digital age.* New York, NY: Penguin Press.

van der Kolk, B. (2014). *The body keeps the score: Brain, mind, and body in the healing of trauma.* New York, NY: Penguin Books.

Vickhoff, B., Malmgren, H., Åström, R., Nyberg, G., Ekström, S.R., Engwall, M., . . . Jörnsten, R. (2013). Music structure determines heart rate variability of singers. *Frontiers in Psychology, 4*, 334. http://doi.org/10.3389/fpsyg.2013.00334

Vlemincx, E., Van Diest, I., & Van der Bergh, O. (2012). A sigh following sustained attention and mental stress: Effects on respiratory variability. *Physiology and Behavior, 107*(1), 1–6. https://doi.org/10.1016/j.physbeh.2012.05.013

Vlemincx, E., Taelman, J., Van Diest, I., & Van der Bergh, O. (2010). Take a deep breath: The relief effect of spontaneous and instructed sighs. *Physiology and Behavior, 101*(1), 67–73. https://doi.org/10.1016/j.physbeh.2010.04.015

Watson, N., Wells, T., & Cox, C. (1998). Rocking chair therapy for dementia patients: Its effect in psychosocial well-being and balance. *American Journal of Alzheimer's Disease*, 13, 296-308.

White, M., Smith, A., Humphryes, K., Pahl, S., Snelling, D., & Depledge, M. (2010). Blue space: The importance of water for preference, affect, and restorativeness ratings of natural and built scenes. *Journal of Environmental Psychology, 30*(4), 482–493. https://doi.org/10.1016/j.jenvp.2010.04.004

Williams, L. E., & Bargh, J. A. (2008). Experiencing physical warmth promotes interpersonal warmth. *Science, 322*(5901), 606–607. http://doi.org/10.1126/science.1162548

Williamson, J. B., Porges, E. C., Lamb, D. G., & Porges, S. W. (2015). Maladaptive autonomic regulation in PTSD accelerates physiological aging. *Frontiers in Psychology, 5*, 1571. http://doi.org/10.3389/fpsyg.2014.01571

Yerkes R. M., Dodson J. D. (1908). The relation of strength of stimulus to rapidity of habit-formation. *Journal of Comparative Neurology and Psychology*. 18: 459–482. doi:10.1002/cne.920180503

Yoto, A., Katsuura, T., Iwanaga, K., & Shimomura, Y. (2007). Effects of object color stimuli on human brain activities in perception and attention referred to EEG alpha band response. *Journal of Physiological Anthropology*, *26*(3), 373–379. doi:10.2114/jpa2.26.373

國家圖書館出版品預行編目（CIP）資料

療癒創傷，我如何是我：多重迷走神經的心理治療
與應用／黛比．黛娜（Deb Dana）作；
陳中偉譯. -- 初版. -- 新北市：
世茂出版有限公司, 2022.08
面；　公分. --（心靈叢書；8）
譯自：The polyvagal theory in therapy : engaging the
rhythm of regulation
ISBN 978-986-95210-4-8（平裝）

1.CST: 自主神經系統疾病　2.CST: 心理治療
415.943　　111008722

心靈叢書 8

療癒創傷，我如何是我：多重迷走神經的心理治療與應用

作　　者／黛比．黛娜
審　　訂／邱韻芝（第一部分）
譯　　者／陳中偉
主　　編／楊鈺儀
責任編輯／陳怡君
封面設計／林芷伊
出 版 者／世茂出版有限公司
地　　址／（231）新北市新店區民生路 19 號 5 樓
電　　話／（02）2218-3277
傳　　真／（02）2218-3239（訂書專線）單次郵購總金額未滿 500 元（含），請加 80 元掛號費
劃撥帳號／ 19911841
戶　　名／世茂出版有限公司
世茂網站／ www.coolbooks.com.tw
排版製版／辰皓國際出版製作有限公司
印　　刷／傳興彩色印刷有限公司
初版一刷／ 2022 年 8 月

I S B N ／ 978-986-95210-4-8
定　　價／ 420 元